小児の臨床検査基準値ポケットガイド

第2版

編著　田中 敏章

じほう

序

　臨床検査は医学の臨床上必要不可欠なものですが，医療技術の進歩の中で，その重要性はますます高まってきています。臨床家にとって，その検査の意義を十分に知って，その検査値を正確に評価することが必要です。

　評価のための基準値を設定するには，本来，多数の健常人から得た測定値が必要ですが，小児の場合は年齢別・性別に基準値が必要なため，その設定は非常に困難です。また検査法も日々進歩しているため，新しい検査法が開発されるとその検査法による基準範囲の設定が必要になります。初版の「小児の臨床検査基準値ポケットガイド」は，小児の臨床基準値の決定版として小児診療に携わる多くの皆様にご利用いただきました。

　本書は，初版と同様，国立成育医療研究センターの検査データを用いた「潜在基準値抽出法による小児臨床検査基準範囲の設定」［日本小児科学会雑誌112（7）：1117-1132, 2008］の検査項目と基準値を採用し，それ以外にも現在の小児科臨床で広く使われている検査項目を網羅しています。また，初版の検査項目に「尿中ヨード」，「25（OH）D」，「TARC」を追加しました。初版と同様それぞれの検査について，検査の意義，異常値にどのような疾患を考えるか，検査値に影響する薬剤など，臨床に役立つ解説を加え，成人の基準値も参考として載せています。

　白衣のポケットに入るコンパクトなサイズですので，小児科診療に携わる医師，看護師，臨床検査技師，栄養士など多くの人々に，ベッドサイドや外来など早急な判断が必要な臨床の場で，本書を活用していただければ幸いです。

2014年6月

田中　敏章

執筆者一覧

■ 編集
田中　敏章　　たなか成長クリニック院長

■ 執筆
飯島　一誠　　神戸大学大学院医学研究科内科系講座小児科学分野教授
伊藤　秀一　　国立成育医療研究センター腎臓・リウマチ・膠原病科医長
亀井　宏一　　国立成育医療研究センター腎臓・リウマチ・膠原病科
田中　敏章　　たなか成長クリニック院長
内木　康博　　国立成育医療研究センター内分泌代謝科
永倉　俊和　　用賀アレルギークリニック院長
野津　寛大　　神戸大学大学院医学研究科内科系講座小児科学分野
長谷川行洋　　東京都立小児総合医療センター内分泌・代謝科部長
布施　養善　　国立成育医療研究センター研究所成育政策科学研究部
　　　　　　　共同研究員
細谷　要介　　聖路加国際病院小児科
皆川　真規　　千葉県こども病院内分泌科部長
森　　鉄也　　聖マリアンナ医科大学小児科学教室
横谷　　進　　国立成育医療研究センター副院長/生体防御系内科部部長

● 〔成人の基準値〕担当
木澤　洋恵　　株式会社エスアールエル

● 〔検査値に影響を与える主な薬剤〕担当
石川　洋一　　国立成育医療研究センター薬剤部長
德永　秀美　　国立成育医療研究センター薬剤部

(50音順)

小児の臨床検査基準値
ポケットガイド 第2版

目 次

凡例 ·· *v*

Introduction

臨床検査基準範囲の設定について —潜在基準値抽出法の活用—
　　　　　　　　　　　　　　　　　　　　　　　　　　　　田中　敏章　*2*

1 血液一般検査

WBC [白血球数] ·································	細谷　要介・森　鉄也	*8*
RBC [赤血球数] ·································	細谷　要介・森　鉄也	*10*
Hb [ヘモグロビン] ································	細谷　要介・森　鉄也	*12*
Ht [ヘマトクリット] ·······························	細谷　要介・森　鉄也	*14*
MCV・MCH・MCHC [平均赤血球容積・平均赤血球血色素量・平均赤血球血色素濃度]	細谷　要介・森　鉄也	*16*
PLT [血小板数] ·································	細谷　要介・森　鉄也	*20*
PT [プロトロンビン時間] ·························	細谷　要介・森　鉄也	*22*
APTT [活性化部分トロンボプラスチン時間] ········	細谷　要介・森　鉄也	*24*
Fib [フィブリノゲン] ······························	細谷　要介・森　鉄也	*26*
AT-Ⅲ [アンチトロンビンⅢ] ························	細谷　要介・森　鉄也	*28*
FDP，D-Dダイマー [フィブリン／フィブリノゲン分解産物，D-Dダイマー]	細谷　要介・森　鉄也	*30*

2 生化学検査

TP [総蛋白]		飯島 一誠	34
ALB [アルブミン]		飯島 一誠	36
CK（CPK）[クレアチンキナーゼ]		田中 敏章	38
AST（GOT）[アスパラギン酸アミノトランスフェラーゼ]		田中 敏章	40
ALT（GPT）[アラニンアミノトランスフェラーゼ]		田中 敏章	42
LDH [乳酸脱水素酵素]		細谷 要介・森 鉄也	44
ALP [アルカリフォスファターゼ]		永倉 俊和	46
γ-GTP（γ-GT）[γグルタミルトランスペプチダーゼ]		永倉 俊和	48
ChE [コリンエステラーゼ]		永倉 俊和	50
BUN [尿素窒素]		伊藤 秀一	52
Cr [クレアチニン]		伊藤 秀一	54
Cys C [シスタチンC]		亀井 宏一	56
UA [尿酸]		伊藤 秀一	58
尿中生化学検査		亀井 宏一	60
TC・HDL-C・LDL-C [総コレステロール・HDL-コレステロール・LDL-コレステロール]		内木 康博	62
T-Bil [総ビリルビン]		細谷 要介・森 鉄也	64
血糖		横谷 進	66
HbA1C		内木 康博	68
Na [ナトリウム]		野津 寛大・飯島 一誠	70
Cl [クロール]		野津 寛大・飯島 一誠	72
K [カリウム]		野津 寛大・飯島 一誠	74
Ca [カルシウム]		亀井 宏一	76
IP [無機リン]		亀井 宏一	78

Fe [血清鉄]	細谷　要介・森　鉄也	80
FER [フェリチン]	細谷　要介・森　鉄也	82
尿中ヨード [ヨウ素, 沃度]	布施　養善	84

3　免疫学的検査

CRP [C反応性蛋白]	永倉　俊和	88
CH_{50} [血清補体価]	永倉　俊和	90
C3 [補体第3成分]	永倉　俊和	92
C4 [補体第4成分]	永倉　俊和	93
IgA [免疫グロブリンA]	永倉　俊和	94
IgE (非特異的IgE) [免疫グロブリンE]	永倉　俊和	96
IgEの考え方とアレルギー関連検査	永倉　俊和	98
IgG [免疫グロブリンG]	永倉　俊和	100
IgM [免疫グロブリンM]	永倉　俊和	102
抗核抗体	永倉　俊和	104
TARC	永倉　俊和	106

4　内分泌学的検査

GH [成長ホルモン]	田中　敏章	108
LH, FSH [黄体形成ホルモン, 卵胞刺激ホルモン]	田中　敏章	110
IGF-I [インスリン様成長因子-I] (ソマトメジンC)	田中　敏章	114
コルチゾール	横谷　進	116
ADH [抗利尿ホルモン]	横谷　進	118
テストステロン	田中　敏章	120

エストラジオール	田中　敏章	*122*
17-OHP ［17-OHプロゲステロン］	横谷　進	*124*
TSH ［甲状腺刺激ホルモン］	長谷川　行洋	*126*
F-T$_3$ (free T$_3$) ［遊離トリヨードサイロニン］	長谷川　行洋	*128*
F-T$_4$ (free T$_4$) ［遊離サイロキシン］	長谷川　行洋	*130*
インスリン	横谷　進	*132*
PTH ［副甲状腺ホルモン］	皆川　真規	*133*
レニン・アルドステロン	横谷　進	*135*
25 (OH) D ［25-水酸化ビタミンD］	皆川　真規	*136*

資　料

標準身長表	*140*
標準体重表	*144*

項目名索引

和文	*150*
欧文	*152*

凡　例

■ 小児の基準値

- 各月齢・年齢群ごとに上限値（97.5パーセンタイル），下限値（2.5パーセンタイル）を表形式で掲載した。
- 基準値の由来は以下の3通りのいずれかであり，由来および測定法は表の上部に明示した。
  1. 国立成育医療センターのデータに基づく基準値

     潜在基準値抽出法（p.2参照）による。原則として，0カ月から20歳までの各月齢・年齢群ごとに上限値・下限値を掲載した。なお，0カ月は15日以上1カ月未満を指す。

     詳細については下記を参照されたい。
     - 田中敏章ほか：潜在基準値抽出法による小児臨床検査基準範囲の設定．日本小児科学会雑誌112（7）：1117-1132，2008
  2. 日本公衆衛生協会のまとめた基準値

     「日本人小児の臨床検査基準値」（1997年）による。原則として，1カ月から19歳までの各月齢・年齢群ごとに上限値・下限値を掲載したが，下限値が検出限界以下の場合は──で示し，統計解析しうるデータがない場合は空白，または該当の年齢区分を割愛した。

     詳細については下記を参照されたい。
     - 小児基準値研究班 編：日本人小児の臨床検査基準値．日本公衆衛生協会，1997
  3. その他の文献等に基づく基準値

     文献の著者・掲載誌等を明記した。

■ 成人の基準値

- 原則として（株）エスアールエル「総合検査案内2013」より掲載した。原則的に，小児の基準値を測定した系と同一の測定法によるものとし，それ以外は測定法を明記した。

■ 検査値に影響を与える主な薬剤

- 医薬品の添付文書・インタビューフォームなどに基づき，検査値を変動させる可能性のある主な薬剤を，原則として商品名で掲載した。

本書のご利用にあたって

　本書の編集者・執筆者・編集協力者ならびに出版社は，記載内容の最新・正確を期するために最大限の努力を行っております。しかし，医療の進歩や変化に伴い，検査法，基準値，考慮すべき疾患，薬剤の影響などに関して知見が更新・変更されることがあります。実際の臨床検査やその検査値の解釈にあたっては，必ず測定機器・試薬の説明書や添付文書等を確認していただきますようお願い申し上げます。

　本書記載の検査法，基準値，考慮すべき疾患，薬剤の影響などの情報に関連して生じたいかなる問題についても，本書の編集者・執筆者・編集協力者ならびに出版社はその責任を負いかねます。

株式会社 じほう

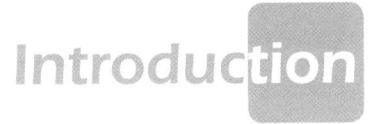

臨床検査基準範囲の設定について
—潜在基準値抽出法の活用—

Introduction

臨床検査基準範囲の設定について
―潜在基準値抽出法の活用―

　臨床検査の基準範囲は，多数の健常人から得た検査測定値を統計処理して作成するのが基本です。しかし，小児科領域においては，検査によっては新生児・乳児期に多様な変化があるものが多く，また前思春期・思春期と変化する検査も多いため，年齢ごとに多数の検体を集めることが必要です。日本公衆衛生協会は，「小児基準値研究班」を組織して，健常小児のボランティアを募って1997年に「日本人小児の臨床検査基準値」[1]を出版しましたが，研究班を組織してから発刊まで8年間かかりました。それでも，十分な健常小児の検体数が集められたわけではありませんでした。

　検査法も日々進歩しており，新しい検査法が開発されると，その検査法による基準範囲の設定が必要になります。しかし，小児の基準値は簡単に作成できないので，前の測定法との相関を頼りに判断するしかないことが多々ありました。日本公衆衛生協会が研究を行った約10年前とは測定法がかなり変わってきており，新しい検査法での基準値作成が求められていましたが，個人情報の管理が以前に比べて厳しくなった現在は，以前のように多数の健常小児の検体を収集するという方法で基準範囲を作成するのは不可能な時代になってきました。

　そこで，国立成育医療センターでは，（株）エスアールエルと山口大学病態検査学の市原清志先生の協力を得て，健常小児の検体ではなく，日常検査のデータを活用した潜在基準値抽出法を用いて，小児基準範囲の作成を行いました[2]。

［潜在基準値抽出法］

　成人の基準範囲の設定法として，健診センター・人間ドックなどで得られる検体から，健常人の検査値に潜む異常値を除外する「潜在異

常値除外法」という方法があります。これは、1つの検体で同時に多数の検査項目を測定している検体の測定値を用いて、基準値を作成する検査項目以外の検査項目がすべて基準範囲内にある場合、その検査項目値を基準値としてふさわしいと判定します。そのような検査値を集めて基準範囲を設定する方法です（図1）。

同様の手法で、対象検査値を日常の患者集団のデータにしたものが、「潜在基準値抽出法」です。これは、患者の検査値から健常とみなせる値（基準値）を抽出します。今回は1つの検体で12以上の検査項目を同時に測定した66,261検体を用いました。前処理として、自己組織化マップ法により、基準値から偏位している項目のパターンを除外しました。一般に、基本的な検査に異常のある人は複数の検査項目に異常をもちやすいので、たとえば無機リン（IP）の基準範囲を設定する場合、各検体の無機リン以外の検査項目を調べて、その検査項

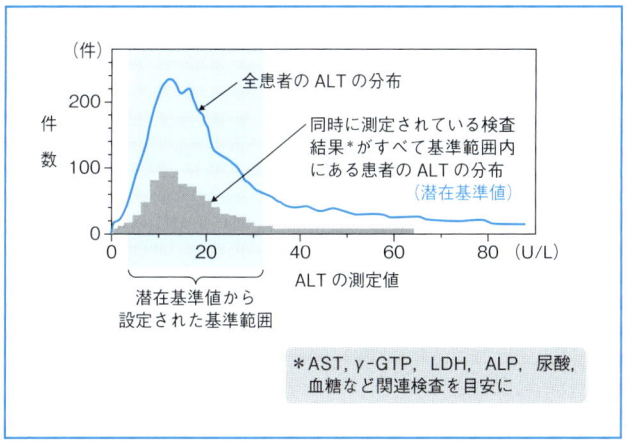

図1　潜在異常値除外法（ALTを例に）

に異常値をもつ検体を除外していったとき,残った検体で基準範囲を求めると,より的確な基準範囲が得られます。図2が,用いた全検体の分布と抽出して得られた検体による基準範囲を示しています。

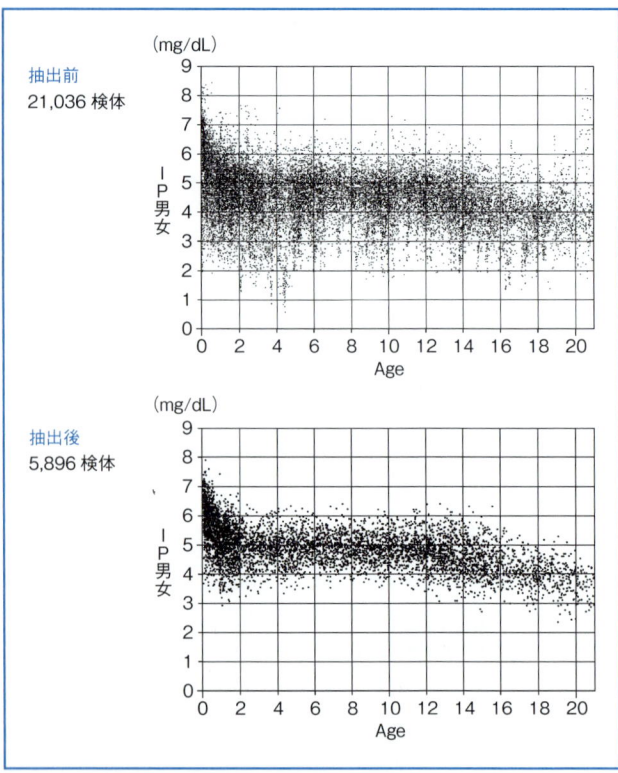

図2 潜在基準値抽出法の実際(無機リンを例に)

この方法により，27項目の検査について，健常小児の測定値に近い基準範囲を設定できたと思います。これらの項目を，本書に取り入れました。

　ただし，潜在基準値抽出法にも限界があります。IGF-Iやαプロテインなど他の検査項目と関連のない項目や，何らかの異常が想定されるときにそれだけ測定される甲状腺ホルモン，また日内変動のあるような検査項目なども適用は不可能です（本書では，そのような項目については他の文献からの基準値を掲載しています）。

文献
1) 小児基準値研究班 編：日本人小児の臨床検査基準値．日本公衆衛生協会，1997
2) 田中敏章，山下　敦，市原清志：潜在基準値抽出法による小児臨床検査基準範囲の設定．日本小児科学会雑誌112（7）：1117-1132, 2008

血液一般検査

WBC [白血球数]
white blood cell count

白血球は生体防御などを担当する血球成分であり，好中球，好酸球，好塩基球，リンパ球，単球などの白血球分画により構成され，それぞれ特有の機能をもつ。好中球は貪食殺菌能，リンパ球は免疫機構の中心的役割を担う。

国立成育医療研究センター　自動血球計数器（2角度レーザーフローサイトメトリー法（測定機器：ADVIA120））

■ 小児の基準値

単位 ×1,000/μL

年齢	男 下限値	男 上限値	女 下限値	女 上限値	年齢	男 下限値	男 上限値	女 下限値	女 上限値
0カ月	4.80	18.45	4.80	18.45	5歳	4.1	17.5	4.1	16.2
1カ月	4.70	18.60	4.70	18.60	6歳	4.1	16.3	4.1	15.0
2カ月	4.60	18.80	4.60	18.80	7歳	4.1	14.8	4.0	13.5
3カ月	4.56	18.90	4.56	18.90	8歳	4.1	13.7	4.0	12.8
4カ月	4.50	19.00	4.50	19.00	9歳	4.1	12.7	4.0	12.0
5カ月	4.50	19.00	4.50	19.00	10歳	4.0	11.9	3.9	11.2
6カ月	4.40	19.10	4.40	19.10	11歳	4.0	11.2	3.9	10.7
7カ月	4.40	19.10	4.40	19.10	12歳	4.0	10.7	3.8	10.1
8カ月	4.40	19.20	4.40	19.20	13歳	3.9	10.2	3.8	9.7
9カ月	4.40	19.40	4.40	19.40	14歳	3.9	10.0	3.8	9.5
10カ月	4.39	19.50	4.39	19.50	15歳	3.9	9.8	3.8	9.4
11カ月	4.50	19.51	4.50	19.51	16歳	3.8	9.6	3.7	9.4
1歳	4.3	19.6	4.3	19.1	17歳	3.8	9.5	3.7	9.4
2歳	4.2	19.5	4.3	18.8	18歳	3.8	9.5	3.7	9.4
3歳	4.2	19.0	4.2	18.3	19歳	3.8	9.5	3.7	9.4
4歳	4.2	18.5	4.2	17.5	20歳	3.8	9.5	3.7	9.4

■ 成人の基準値
（シースフロー電気抵抗方式SLS-Hb法，赤血球パルス波高値検出方式半導体レーザーを用いたフローサイトメトリー法）

男　3.9〜9.8　女　3.5〜9.1（×1,000/μL）

■ 上限・下限を超える場合に考慮すべき疾患など

⬆ 異常な形態の白血球の増加（急性白血病，感染症（特に急性細菌感染症），組織損傷（心筋梗塞，熱傷，手術），血液疾患（慢

性骨髄性白血病, 骨髄増殖性疾患), 薬物 (G-CSF, アドレナリン, 副腎皮質ステロイド), 内分泌・代謝異常 (糖尿病性ケトアシドーシス, 甲状腺クリーゼ), 悪性腫瘍, 生理的増加 (妊娠, 運動, ストレス, 食事), その他 (急性失血, 急性溶血)
- ⬇ 感染症 (敗血症など重症細菌感染症, 粟粒結核, リケッチア, ウイルス感染), 悪性腫瘍の骨髄病変 (急性白血病, 癌の骨髄転移), 薬剤, 血液疾患による白血球産生低下 (再生不良性貧血, 骨髄異形成症候群, 巨赤芽球性貧血)

WBC増加の機序は, 腫瘍性, 反応性に大別される。腫瘍性の代表疾患は白血病, 骨髄増殖性疾患である。反応性のWBC増加は, 好中球, およびその幼若細胞の増加によることが大部分であり, 骨髄における産生の増加, 骨髄プールから流血中への移動など体内の分布の変化による。ストレス, 副腎皮質ステロイドなどに伴う増加は体内の分布の変化によるもので, 細菌感染, 組織破壊などは骨髄での産生増加, 体内分布の変化の両者によるものである。WBC減少の機序は, 産生の低下, または破壊 (消費) の亢進に大別される。薬剤性の無顆粒球症, 再生不良性貧血などは産生低下によるWBC減少で, 重症感染症, 脾機能亢進症などでは破壊 (消費) 亢進によるWBC減少である。

■ 検査値に影響を与える主な薬剤

上昇　ステロイドのほか, 重大な副作用として悪性症候群や過敏症症候群の記載がある薬剤など。　　低下　抗腫瘍薬, 抗菌・抗真菌・抗ウイルス薬, 抗アレルギー薬, 抗精神病薬, 抗てんかん薬, 消炎解熱鎮痛薬, 消化器用薬, 循環器用薬, インターフェロンなど多岐にわたる。

- 新生児の白血球数は20,000/μL前後の高値をとるが, 生後一週間で10,000/μL前後まで低下する。
- 自動血球計数器では, 末梢血中に赤芽球が出現した場合, 白血球数を実際よりも高くカウントすることがある。また, 異常細胞の検出は正確でない。白血球数に異常がある場合には目視で確認することが望ましい。

血液一般検査

RBC [赤血球数]
red blood cell count

赤血球は酸素の運搬などを担当する血球成分であり,酸素を結合する能力をもつヘモグロビンを含有する。赤血球は末梢組織で生じた二酸化炭素を重炭酸塩などとして運搬するほか,グルコースなどの運搬も担う。

国立成育医療研究センター　自動血球計数器（2角度レーザーフローサイトメトリー法（測定機器：ADVIA120））

■ 小児の基準値

単位　$\times 10^4/\mu L$

年齢	男 下限値	男 上限値	女 下限値	女 上限値	年齢	男 下限値	男 上限値	女 下限値	女 上限値
0カ月	290	410	290	410	5歳	410	528	410	525
1カ月	298	440	298	440	6歳	410	529	410	520
2カ月	314	470	314	470	7歳	410	530	410	520
3カ月	340	500	340	500	8歳	410	530	410	520
4カ月	360	513	360	513	9歳	410	530	410	518
5カ月	371	519	371	519	10歳	410	530	410	515
6カ月	380	523	380	523	11歳	410	535	410	510
7カ月	382	525	382	525	12歳	415	540	407	510
8カ月	386	530	386	530	13歳	418	545	405	510
9カ月	388	532	388	532	14歳	420	550	402	510
10カ月	390	535	390	535	15歳	425	560	400	510
11カ月	392	535	392	535	16歳	428	565	395	508
1歳	393	538	393	538	17歳	430	570	393	505
2歳	400	540	400	535	18歳	430	573	390	500
3歳	405	535	405	530	19歳	430	575	385	495
4歳	410	530	410	528	20歳	430	580	380	490

■ **成人の基準値**（シースフロー電気抵抗方式SLS-Hb法，赤血球パルス波高値検出方式半導体レーザーを用いたフローサイトメトリー法）

男 427〜570　女 376〜500（$\times 10^4/\mu L$）

■ **上限・下限を超える場合に考慮すべき疾患など**

> ⬆ 真性赤血球増加症，二次性赤血球増加症（低酸素をきたす心肺疾患，エリスロポイエチン産生腫瘍など），相対的赤血球増加症（ストレス，脱水）
> ⬇ 貧血

　赤血球数の増加，あるいは減少により疑われる病態は，<u>赤血球増加症</u>，あるいは<u>貧血</u>である。病態を理解するためには，真に赤血球量が増加／減少したのか，あるいは循環血漿量が減少／増加したために，相対的に増加／減少したのかを鑑別する必要がある。循環血液量は循環赤血球量と循環血漿量の和である。循環赤血球量が増加している絶対的赤血球増加症が真の赤血球増加症である。貧血の原因の鑑別には，平均赤血球容積（MCV），網状赤血球数の評価が有用である。網状赤血球は赤血球数に対する比率（％，または‰）で表示されるが，絶対数で多寡を判定する。網状赤血球は骨髄における赤血球産生を反映している。

■ **検査値に影響を与える主な薬剤**

低下　重大な副作用として添付文書上に載っている薬剤だけでも，抗腫瘍薬，免疫抑制薬，循環器用薬，抗凝固薬，抗ウイルス薬，インターフェロン，キニーネなどがある。

Hb [ヘモグロビン]

hemoglobin

ヘモグロビンは蛋白質であるグロビン鎖の4量体で，それぞれのグロビン1個のヘムと結合している。成人の主要なヘモグロビンであるヘモグロビンAは，2本のα鎖，2本のβ鎖で形成される。ヘムは鉄を中央に配位したポルフィリン誘導体であり，ヘム1個に酸素1分子が結合する。

国立成育医療研究センター　自動血球計数器（シアンフリー法（測定機器：ADVIA120））

■ 小児の基準値　　　　　　　　　　　　　　　　　　　　　単位　g/dL

年齢	男 下限値	男 上限値	女 下限値	女 上限値	年齢	男 下限値	男 上限値	女 下限値	女 上限値
0カ月	8.7	13.5	8.7	13.5	5歳	11.4	14.3	11.3	14.3
1カ月	9.0	13.5	9.0	13.5	6歳	11.5	14.4	11.5	14.4
2カ月	9.3	13.6	9.3	13.6	7歳	11.7	14.5	11.6	14.5
3カ月	9.5	13.7	9.5	13.7	8歳	11.8	14.6	11.7	14.6
4カ月	9.7	13.9	9.7	13.9	9歳	11.9	14.8	11.8	14.7
5カ月	9.8	14.1	9.8	14.1	10歳	12.0	15.0	11.8	14.8
6カ月	10.0	14.2	10.0	14.2	11歳	12.1	15.4	11.9	14.9
7カ月	10.1	14.2	10.1	14.2	12歳	12.2	15.7	11.9	14.9
8カ月	10.2	14.3	10.2	14.3	13歳	12.3	16.0	11.9	14.9
9カ月	10.3	14.3	10.3	14.3	14歳	12.5	16.2	11.9	14.9
10カ月	10.4	14.3	10.4	14.3	15歳	12.6	16.5	11.8	14.9
11カ月	10.4	14.3	10.4	14.3	16歳	12.8	16.7	11.8	14.8
1歳	10.5	14.1	10.7	14.1	17歳	13.0	16.8	11.7	14.7
2歳	10.7	14.2	10.9	14.2	18歳	13.2	17.0	11.6	14.6
3歳	11.0	14.2	11.1	14.2	19歳	13.4	17.1	11.6	14.6
4歳	11.2	14.2	11.2	14.2	20歳	13.7	17.2	11.5	14.6

■ **成人の基準値**（シースフロー電気抵抗方式SLS-Hb法，赤血球パルス波高値検出方式半導体レーザーを用いたフローサイトメトリー法）

男　13.5〜17.6　女　11.3〜15.2（g/dL）

■ **上限・下限を超える場合に考慮すべき疾患など**

> ⬆ 真性赤血球増加症，二次性赤血球増加症（低酸素をきたす心肺疾患，エリスロポイエチン産生腫瘍など），相対的赤血球増加症（ストレス，脱水）
> ⬇ 貧血

ヘモグロビンの増加，あるいは減少により疑われる病態は，赤血球増加症，あるいは貧血である。真に増加／減少したか，相対的に増加／減少したかの鑑別が必要である。貧血の原因の鑑別には，平均赤血球容積（MCV），網状赤血球数の評価が有用である。

■ **検査値に影響を与える主な薬剤**

低下　免疫抑制薬，消炎解熱鎮痛薬，抗アレルギー薬，抗菌・抗真菌・抗ウイルス薬，消化器用薬，循環器用薬，抗凝固薬，抗てんかん薬，抗リウマチ薬，骨粗鬆症用薬，高脂血症用薬，卵胞ホルモン・黄体ホルモン，造影剤，インターフェロンなど多岐にわたる。
異常　抗腫瘍薬，抗精神病薬，生物学的製剤，アンカロンなど。

- ヘモグロビンは生後数日で18g/dL前後の最高値をとり，その後急速に減少する。
- 異常ヘモグロビン症はアミノ酸配列が正常と異なるペプチド鎖が産生される疾患であり（鎌状赤血球症など），サラセミアはペプチド鎖の合成が完全にあるいは部分的に抑制された疾患である。

血液一般検査

Ht [ヘマトクリット]

hematocrit

ヘマトクリットは血液容積中の赤血球の割合を示し，赤血球の数，大きさを反映する．RBC，ヘモグロビンとあわせて，多血，貧血の診断に用いられる．

国立成育医療研究センター　自動血球計数器（測定機器：ADVIA120）

■ 小児の基準値

単位　%

年齢	男 下限値	男 上限値	女 下限値	女 上限値	年齢	男 下限値	男 上限値	女 下限値	女 上限値
0カ月	25.5	39.0	25.5	39.0	5歳	34.5	43.0	34.0	43.0
1カ月	26.6	40.0	26.6	40.0	6歳	34.8	43.0	34.5	43.0
2カ月	27.6	40.8	27.6	40.8	7歳	35.0	43.0	34.8	43.0
3カ月	28.5	41.1	28.5	41.1	8歳	35.0	43.0	35.0	43.0
4カ月	29.3	41.4	29.3	41.4	9歳	35.1	43.5	35.0	43.0
5カ月	29.6	41.5	29.6	41.5	10歳	35.3	44.0	35.0	43.0
6カ月	30.0	41.6	30.0	41.6	11歳	35.5	44.5	35.0	43.0
7カ月	30.3	41.6	30.3	41.6	12歳	35.8	45.0	35.0	43.0
8カ月	30.5	41.7	30.5	41.7	13歳	36.0	46.0	35.0	43.0
9カ月	30.8	41.7	30.8	41.7	14歳	36.3	47.0	35.0	43.3
10カ月	31.0	41.7	31.0	41.7	15歳	36.4	48.0	35.0	43.6
11カ月	31.3	41.8	31.3	41.8	16歳	36.6	48.5	35.0	44.0
1歳	32.0	42.4	31.7	42.4	17歳	37.5	49.0	35.0	44.0
2歳	33.0	43.0	32.5	43.0	18歳	38.0	49.5	35.0	44.0
3歳	33.5	43.0	33.0	43.0	19歳	39.0	50.0	35.0	44.0
4歳	34.0	43.0	33.5	43.0	20歳	40.0	51.0	35.0	44.0

■ 成人の基準値（シースフロー電気抵抗方式SLS-Hb法，赤血球パルス波高値検出方式半導体レーザーを用いたフローサイトメトリー法）

男　39.8〜51.8　女　33.4〜44.9（%）

■ 上限・下限を超える場合に考慮すべき疾患など

⬆ 真性赤血球増加症，二次性赤血球増加症（低酸素をきたす心肺疾患，エリスロポイエチン産生腫瘍など），相対的赤血球増加症（ストレス，脱水）

⬇ 貧血

ヘマトクリットの増加あるいは減少により疑われる病態は，赤血球増加症，あるいは貧血である。真に増加／減少したか，相対的に増加／減少したかの鑑別が必要である。貧血の原因の鑑別には，平均赤血球容積（MCV），網状赤血球数の評価が有用である。

■ 検査値に影響を与える主な薬剤

上昇 タンボコール

低下 抗腫瘍薬，抗凝固薬，凝固薬，生物学的製剤，免疫抑制薬，消炎解熱鎮痛薬，抗アレルギー薬，抗ウイルス・抗菌・抗真菌薬，循環器用薬，高脂血症用薬，糖尿病用薬，消化器用薬，抗てんかん薬，造影剤，卵胞ホルモン・黄体ホルモン，骨粗鬆症用薬，パーキンソン病用薬，インターフェロン，オルダミン，ジアゾキシド，ドプラム，トラマールなど多岐にわたる。

異常 抗精神病薬，アンカロン

MCV [平均赤血球容積]・MCH [平均赤血球血色素量]・MCHC [平均赤血球血色素濃度]

mean corpuscular volume・mean corpuscular hemoglobin・
mean corpuscular hemoglobin concentration

平均赤血球容積（MCV）＝ Ht/RBC × 10^7
　赤血球1個あたりの大きさ
平均赤血球血色素量（MCH）＝ Hb/RBC × 10^7
　赤血球1個あたりに含まれるヘモグロビン量
平均赤血球血色素濃度（MCHC）＝ Hb/Ht × 10
　赤血球容積あたりのヘモグロビン濃度

国立成育医療研究センター　　自動血球計数器（測定機器：ADVIA120）

■ MCVの小児の基準値

単位 fl

年齢	男 下限値	男 上限値	女 下限値	女 上限値	年齢	男 下限値	男 上限値	女 下限値	女 上限値
0カ月	88.8	104.0	88.8	104.0	5歳	75.0	86.5	75.0	87.5
1カ月	81.5	96.0	81.5	96.0	6歳	75.5	87.0	75.5	88.0
2カ月	75.9	91.0	75.9	91.0	7歳	76.0	87.5	76.0	89.0
3カ月	74.0	89.0	74.0	89.0	8歳	76.5	88.0	76.5	90.0
4カ月	73.0	88.0	73.0	88.0	9歳	76.8	89.0	77.0	91.0
5カ月	72.5	87.5	72.5	87.5	10歳	77.0	90.0	77.3	92.0
6カ月	72.2	87.2	72.2	87.2	11歳	77.5	91.0	77.5	92.5
7カ月	72.0	86.8	72.0	86.8	12歳	78.0	92.0	78.0	93.0
8カ月	71.9	86.5	71.9	86.5	13歳	78.5	93.0	78.5	94.0
9カ月	71.7	86.5	71.7	86.5	14歳	79.0	93.8	79.0	94.8
10カ月	71.7	86.5	71.7	86.5	15歳	79.5	94.5	79.5	95.5
11カ月	71.7	86.9	71.7	86.9	16歳	80.0	95.0	80.0	96.5
1歳	71.3	86.9	71.3	87.4	17歳	80.5	96.0	80.5	97.0
2歳	71.5	86.0	71.7	87.0	18歳	81.0	96.5	81.0	97.5
3歳	73.0	86.0	73.0	87.0	19歳	81.5	96.8	81.5	98.0
4歳	74.0	86.0	74.0	87.0	20歳	82.0	97.0	82.0	98.0

■ **成人の基準値**(シースフロー電気抵抗方式SLS-Hb法，赤血球パルス波高値検出方式半導体レーザーを用いたフローサイトメトリー法)

男 82.7〜101.6　女 79.0〜100.0（fl）

■ MCHの小児の基準値

単位 pg

年齢	男		女	
	下限値	上限値	下限値	上限値
0カ月	30.5	34.2	30.5	34.2
1カ月	27.0	32.5	27.0	32.5
2カ月	25.0	31.0	25.0	31.0
3カ月	24.0	30.0	24.0	30.0
4カ月	23.6	29.8	23.6	29.8
5カ月	23.5	29.6	23.5	29.6
6カ月	23.3	29.5	23.3	29.5
7カ月	23.1	29.4	23.1	29.4
8カ月	23.0	29.3	23.0	29.3
9カ月	23.0	29.3	23.0	29.3
10カ月	23.0	29.3	23.0	29.3
11カ月	23.0	29.4	23.0	29.4
1歳	23.0	30.0	23.0	30.0
2歳	23.5	30.0	24.0	30.0
3歳	24.0	30.0	24.7	30.0
4歳	24.5	30.0	25.1	30.0

年齢	男		女	
	下限値	上限値	下限値	上限値
5歳	25.0	30.0	25.5	30.3
6歳	25.3	30.0	25.7	30.5
7歳	25.6	30.3	25.9	30.8
8歳	25.8	30.5	26.0	31.0
9歳	25.9	30.8	26.0	31.5
10歳	26.0	31.0	26.0	31.8
11歳	26.0	31.3	26.0	32.0
12歳	26.1	31.5	26.0	32.3
13歳	26.3	31.8	26.0	32.6
14歳	26.6	32.1	26.0	32.8
15歳	26.8	32.3	26.0	33.0
16歳	27.0	32.5	26.0	33.0
17歳	27.2	32.8	26.0	33.0
18歳	27.4	33.0	26.0	33.0
19歳	27.7	33.0	26.0	33.0
20歳	28.0	33.0	26.0	33.0

■ 成人の基準値

男 28.0〜34.6　女 26.3〜34.3（pg）

血液一般検査

■ MCHCの小児の基準値

単位 %

年齢	男 下限値	男 上限値	女 下限値	女 上限値
0カ月	32.2	36.4	32.2	36.4
1カ月	32.0	36.3	32.0	36.3
2カ月	31.9	36.1	31.9	36.1
3カ月	31.8	35.9	31.8	35.9
4カ月	31.7	35.8	31.7	35.8
5カ月	31.6	35.7	31.6	35.7
6カ月	31.6	35.6	31.6	35.6
7カ月	31.5	35.6	31.5	35.6
8カ月	31.4	35.6	31.4	35.6
9カ月	31.4	35.6	31.4	35.6
10カ月	31.4	35.6	31.4	35.6
11カ月	31.4	35.6	31.5	35.6
1歳	31.6	35.7	31.5	35.6
2歳	31.8	35.8	31.6	35.8
3歳	32.0	36.0	32.0	35.9
4歳	32.2	36.0	32.2	36.0

年齢	男 下限値	男 上限値	女 下限値	女 上限値
5歳	32.4	36.0	32.4	36.0
6歳	32.5	36.0	32.5	36.0
7歳	32.6	36.0	32.6	36.0
8歳	32.6	36.0	32.6	36.0
9歳	32.6	36.0	32.6	36.0
10歳	32.6	36.0	32.6	36.0
11歳	32.6	36.0	32.6	36.0
12歳	32.6	36.0	32.5	36.0
13歳	32.6	36.0	32.5	36.0
14歳	32.5	36.0	32.4	35.9
15歳	32.4	36.0	32.4	35.8
16歳	32.4	36.0	32.3	35.8
17歳	32.4	36.0	32.2	35.8
18歳	32.4	36.0	32.2	35.8
19歳	32.4	36.0	32.2	35.8
20歳	32.4	36.0	32.2	35.8

■ 成人の基準値 (シースフロー電気抵抗方式SLS-Hb法, 赤血球パルス波高値検出方式半導体レーザーを用いたフローサイトメトリー法)

男 31.6〜36.6　女 30.7〜36.6 (%)

■ 平均赤血球容積（MCV）を利用した貧血の鑑別診断
【小球性貧血】

　小球性貧血（MCV＜80fl）の大多数は鉄欠乏性貧血である。鉄欠乏の有無は，血清鉄（Fe），総鉄結合能（TIBC），フェリチンなどで判定する。TIBC高値・Fe低値では鉄欠乏性貧血，TIBC低値・Fe低値では慢性炎症に伴う二次性貧血，TIBC低値・Fe高値ではサラセミア，鉄芽球性貧血が考えられる。慢性出血による貧血では，鉄欠乏を生じ小球性貧血を示すことがある。

【正球性貧血】

　正球性貧血（MCV＝80～100fl）では，骨髄機能不全（再生不良性貧血，骨髄異形成症候群），溶血性貧血などの鑑別が必要である。溶血所見（網赤血球数増加，間接ビリルビン高値，LDH高値，ハプトグロビン低値など）があれば，溶血性貧血の鑑別に進む。汎血球減少など骨髄機能不全を示唆する所見があれば，骨髄穿刺あるいは骨髄生検により評価する。急性失血による貧血，慢性疾患に伴う二次性貧血，腎不全に伴う腎性貧血も正球性貧血である。

【大球性貧血】

　大球性貧血（MCV＞100fl）では巨赤芽球性貧血を鑑別する。巨赤芽球性貧血では，ビタミンB_{12}，あるいは血清葉酸が低値を示す。再生不良性貧血では大球性貧血のこともある。

PLT [血小板数]

platelet count

血小板は一次止血の中心的役割を果たす血球成分である。血小板は血管内皮の接合部間隙に進入し血管の機能維持に働くとともに，免疫複合体やウィルスを吸着することにより生体防御にも貢献している。

国立成育医療研究センター　自動血球計数器（2角度レーザーフローサイトメトリー法（測定機器：ADVIA120））

■ 小児の基準値

単位 $\times 10^4/\mu L$

年齢	男女とも	
	下限値	上限値
0カ月	28.0	91.0
1カ月	27.0	88.0
2カ月	26.0	85.0
3カ月	25.0	82.0
4カ月	24.0	80.0
5カ月	23.0	78.0
6カ月	22.0	76.0
7カ月	21.0	75.0
8カ月	20.0	74.0
9カ月	20.0	72.0
10カ月	19.0	71.0
11カ月	18.5	69.5
1歳	16.8	65.0
2歳	18.0	62.0
3歳	18.0	58.0
4歳	18.0	55.0

年齢	男女とも	
	下限値	上限値
5歳	18.0	53.0
6歳	18.0	51.0
7歳	18.0	50.0
8歳	18.0	49.0
9歳	18.0	48.0
10歳	18.0	47.0
11歳	18.0	46.0
12歳	18.0	44.0
13歳	17.5	43.0
14歳	17.0	42.0
15歳	17.0	41.0
16歳	17.0	40.0
17歳	17.0	39.0
18歳	16.5	38.0
19歳	16.0	37.0
20歳	16.0	37.0

■ 成人の基準値（シースフロー電気抵抗方式SLS-Hb法，赤血球パルス波高値検出方式半導体レーザーを用いたフローサイトメトリー法）

男　13.1〜36.2　女　13.0〜36.9（$\times 10^4/\mu L$）

■ 上限・下限を超える場合に考慮すべき疾患など

⬆ 慢性骨髄性白血病，真性赤血球増加症，本態性血小板血症，慢性炎症性疾患，出血，脾摘後

⬇ 急性白血病，再生不良性貧血，特発性血小板減少性紫斑病，薬剤性血小板減少症，巨赤芽球性貧血，脾機能亢進症，ウィルス感染，肝硬変

血小板数増加の機序は反応性，骨髄増殖性疾患に大別される。反応性による血小板数増加は軽度の増加が多く，慢性炎症性疾患，出血，鉄欠乏性貧血などが原因となる。骨髄増殖性疾患による血小板数増加では著しい増加を認めることがあり，慢性骨髄性白血病，真性赤血球増加症，本態性血小板血症などが原因となる。血小板数減少の機序は，産生の低下，または破壊（消費）の亢進に大別される。急性白血病，再生不良性貧血などでは産生の低下による血小板減少を生じ，特発性血小板減少性紫斑病では免疫機序による破壊（消費）の亢進による血小板減少を生じる。

■ 検査値に影響を与える主な薬剤

低下　重大な副作用として添付文書上に載っている薬剤だけでも，抗腫瘍薬，免疫抑制薬，生物学的製剤，消化器用薬，消炎解熱鎮痛薬，抗アレルギー薬，抗菌・抗真菌・抗ウイルス薬，抗精神病薬，循環器用薬，高脂血症用薬，糖尿病用薬，抗凝固薬，抗リウマチ薬，抗てんかん薬，造影剤，インターフェロン，キニーネ，グロブリン，ステロイド（血液凝固能亢進に伴う血小板減少），ワクチンなど多岐にわたる。

- 血小板数は算定方法により変動する。高度の血小板減少／増加では視算法の併用が必要である。

PT［プロトロンビン時間］

prothrombin time

　プロトロンビン時間とは，血漿に組織トロンボプラスチンとCa^{2+}を加え，フィブリンが析出するまでの時間を測定したものである。外因系因子である第Ⅶ因子，および共通系因子である第Ⅰ（フィブリノゲン），第Ⅱ（プロトロンビン），第Ⅴ，第Ⅹ因子の活性を反映する。

ネルソン小児科学　第17版　Quick一段法（散乱光度法）

■ 小児の基準値

　小児　11〜15秒（トロンボプラスチンの種類により変動）。新生児は2〜3秒延長

■ 成人の基準値（凝固時間測定法）

　成人　10〜13秒

■ 上限・下限を超える場合に考慮すべき疾患など

 肝障害，ビタミンK欠乏症，ワーファリン投与，第Ⅰ，Ⅱ，Ⅴ，Ⅶ，Ⅹ因子欠乏症，DIC

PTに関連する因子は外因系因子である第Ⅶ因子と，共通系因子である第Ⅰ，Ⅱ，Ⅴ，Ⅹ因子である。肝障害を生じると凝固因子の合成能が低下するため，PTは延長する。また，第Ⅱ，Ⅶ，Ⅹ因子はビタミンK依存性凝固因子なので，ビタミンK欠乏時にはPTは延長する。ワーファリン投与時には，ビタミンK依存性凝固因子の減少と凝固阻害因子の増加を生じるためPTが延長する。DICでは凝固の亢進により凝固因子が消費されるため，PTが延長する。

■ 検査値に影響を与える主な薬剤

延長　抗凝固薬，抗腫瘍薬，生物学的製剤，抗菌・抗真菌薬，抗アレルギー薬，免疫抑制薬，エトキシスクレロール，ジオン，ボルベン

短縮　凝固薬，卵胞ホルモン・黄体ホルモン

note

- ワーファリンによる抗凝固コントロールを行う際には，PT-INRを用いることが多い。（INR：international normalized ratio）
- INR＝（検体のPT／正常のPT)^{ISI}
  （ISI：international sensitivity index 各試薬の感度）

APTT [活性化部分トロンボプラスチン時間]
activated partial thromboplastin time

APTTは，血漿に内因系凝固因子を活性化するAPTT試薬とCa^{2+}を加え，フィブリンが析出する時間を測定したものである。内因系因子である第Ⅷ，Ⅸ，Ⅺ，Ⅻ因子および共通系因子である第Ⅱ，Ⅴ，Ⅹ因子の活性を反映する。

ネルソン小児科学 第17版　Langdell法（散乱光度法）

■ 小児の基準値
小児　25〜35秒（乳幼児は＜90秒）

■ 成人の基準値（凝固時間測定法）
成人　25〜40秒

■ 上限・下限を超える場合に考慮すべき疾患など

⬆ 肝障害, ビタミンK欠乏症, 第Ⅰ, Ⅱ, Ⅴ, Ⅷ, Ⅸ, Ⅹ, Ⅺ, Ⅻ因子, 高分子キニノゲン, プレカリクレイン各因子欠乏症, von Willebrand病, 血友病A, 血友病B, DIC, ワーファリン投与, ヘパリン投与

APTTに関連する因子は内因系因子の第Ⅷ, Ⅸ, Ⅺ, Ⅻ因子, および共通系因子の第Ⅱ, Ⅴ, Ⅹ因子, プレカリクレイン, 高分子キニノゲン (HMWK) である。血友病A, Bを含む各因子欠乏でAPTTは延長する。ただし血友病A (第Ⅷ因子欠乏), B (第Ⅸ因子欠乏) では, 各因子の活性が50％以下にならない限り正常値となることが多い。後天性ではインヒビターの発生 (Ⅷ因子インヒビター, Ⅸ因子インヒビター, ループスアンチコアグラントなど) が知られている。肝障害があると凝固因子合成能が低下するためAPTTは延長する。また, 第Ⅱ, Ⅸ, Ⅹ因子はビタミンK依存性因子であり, ビタミンK欠乏でAPTTは延長する。

■ 検査値に影響を与える主な薬剤

延長　抗凝固薬, 抗腫瘍薬, 生物学的製剤, 抗菌・抗真菌薬, 抗アレルギー薬, 造影剤, サリンヘス, ジオン, ラスリテック

短縮　凝固因子製剤, テラビック, トリセノックス

Fib [フィブリノゲン]

fibrinogen

フィブリノゲンは凝固系の基質として重要な因子（凝固第Ⅰ因子）であり，血小板凝集のcofactorとして必須の因子である。肝臓で合成され，約80%は血管内に，約20%は組織に分布し，半減期は2〜4日である。

ネルソン小児科学 第17版　トロンビン凝固時間法

■ **小児の基準値**

新生児　125〜300mg/dL

■ **成人の基準値**（凝固時間測定法）

成人　150〜400mg/dL

■ 上限・下限を超える場合に考慮すべき疾患など

⬆ 炎症性疾患（感染症，膠原病，川崎病など），悪性腫瘍，糖尿病，ネフローゼ症候群，外傷後，手術後など

⬇ 先天性無（低）フィブリノゲン血症，先天性フィブリノゲン異常症，慢性肝炎・肝硬変など重篤な肝障害，L-アスパラギナーゼ使用時，DIC，大量失血，巨大血管腫，巨大血栓症など

　フィブリノゲン低値を示す疾患は，産生障害と消費亢進に大別される。産生障害は先天性無（低）フィブリノゲン血症，重篤な肝障害などであり，消費亢進はDIC，大量失血，巨大血栓症などである。また，急性相反応性物質として，急性炎症時や悪性腫瘍で上昇する。

■ 検査値に影響を与える主な薬剤

上昇　卵胞ホルモン・黄体ホルモン，エポジン，ヘパリン，メファキン

低下　凝固薬，デパケン，ロイナーゼ

異常　抗腫瘍薬，生物学的製剤

note

- 測定値を解釈する場合には，測定方法の正しい理解が必要である。最も汎用されているトロンビン凝固時間法では，ヘパリンの混入，フィブリノゲン異常症で，実際よりも低値を示す。

AT-Ⅲ ［アンチトロンビンⅢ］

antithrombin Ⅲ

AT-Ⅲは，肝および血管内皮で合成される分子量6.5万の糖蛋白で，重要な凝固阻害物質である。数多くの凝固因子活性を阻害することで凝固機能の調節を行っている。血中AT-Ⅲ活性の低下した状態では血液凝固の亢進状態がもたらされ，血栓形成傾向が出現する。

ネルソン小児科学 第17版　発色性合成基質法

■ **小児の基準値**

小児　80～120％

■ **成人の基準値**

成人　79～121％

■ 上限・下限を超える場合に考慮すべき疾患など

⬇ 肝障害，蛋白の漏出（ネフローゼ症候群，熱傷など），消費亢進（DIC，血栓症など），敗血症，AT-Ⅲ欠乏症，AT-Ⅲ異常症，L-アスパラギナーゼ使用時

　肝障害やL-アスパラギナーゼ投与により蛋白合成能が低下すると血中AT-Ⅲ活性は低下する。ネフローゼ症候群や熱傷では，それぞれ尿中および血管外への漏出により血中アンチトロンビン活性は低下する。DIC時にはトロンビンその他の凝固因子の生成亢進によってAT-Ⅲは消費される。
　先天性のアンチトロンビン欠損症やアンチトロンビン異常症では血中アンチトロンビン活性の低下を認め，若年から血栓症を反復する。

■ 検査値に影響を与える主な薬剤
　低下　抗腫瘍薬，エストロゲン，ロイナーゼ

FDP［フィブリン／フィブリノゲン分解産物］, D-Dダイマー

fibrin/fibrinogen degradation products, D-D dimer

フィブリノゲンやフィブリンは線溶機構の作動によりプラスミンによって分解される。フィブリノゲン，フィブリン分解産物の総称がFDPであり，架橋化されたフィブリン分解産物の総称がDダイマーである（基準値はそれぞれFDP：4μg/mL以下，D-Dダイマー：1.0μg/mL未満。いずれもラテックス免疫比濁法）。

■上限・下限を超える場合に考慮すべき疾患および解説

↑ DIC，血栓症，心筋梗塞，肝障害，悪性腫瘍，熱傷，術後，線溶療法（ウロキナーゼ，t-PA）後など

フィブリノゲンは，N末端付近でS-S結合した二量体蛋白で，N末端が集まった中心部をE領域，2つのC末端をD領域と呼ぶ。フィブリノゲンはD-E-Dという構造をしており，フィブリノゲンが重合してできている安定化フィブリンはD-E-Dが連なった形をしている。プラスミンでD領域とE領域の間が切断されると，フィブリノゲンからはD分画とE分画，安定化フィブリンからはD分画の二量体，すなわちDダイマーとE分画が生成される。

FDPとはこれらの分解産物を総称したもので，一次線溶によるフィブリノゲンの分解産物と，二次線溶によるフィブリン分解産物の両者を表す。FDPの上昇は線溶亢進状態のスクリーニングとなり，血管内血栓形成およびその線溶状態の存在を示す。したがってDICや血栓症の診断に重要である。

FDPが高値であった場合，それがフィブリノゲン由来（一次線溶）かフィブリン由来（二次線溶）かが問題となる。

一般的にFDP値とDダイマー値は正相関する。この状態は体内で

主として二次線溶が生じていることを意味する。FDPのみの上昇は一次線溶の亢進を意味する。血管内の線溶とは無関係に,血腫の吸収,胸水,あるいは腹水の吸収に関連してFDPが上昇することがある。異常フィブリノゲン血症では線溶亢進と関係なくFDPが上昇することがある。

■ 検査値に影響を与える主な薬剤

上昇 抗腫瘍薬,生物学的製剤,凝固薬,卵胞ホルモン・黄体ホルモン,ブイフェンド

2 生化学検査

TP [総蛋白]

total protein

血漿中の蛋白質は，アルブミンやグロブリン，凝固因子などをはじめとする100種類以上もの成分で構成され，膠質浸透圧の維持や生体の防御機構などに関与している。一方，血清中では分離の段階で凝固関連の蛋白が消費されているが，この段階での総蛋白濃度をtotal protein（TP）と称する。

国立成育医療研究センター　ビウレット法

■ 小児の基準値

単位　g/dL

年　齢	男女とも	
	下限値	上限値
0カ月	4.65	6.40
1カ月	4.85	6.55
2カ月	5.00	6.70
3カ月	5.10	6.80
4カ月	5.20	6.95
5カ月	5.25	7.10
6カ月	5.30	7.15
7カ月	5.40	7.20
8カ月	5.45	7.25
9カ月	5.50	7.30
10カ月	5.55	7.35
11カ月	5.60	7.39
1歳	5.70	7.50
2歳	5.90	7.65
3歳	6.00	7.70
4歳	6.10	7.70

年　齢	男女とも	
	下限値	上限値
5歳	6.15	7.70
6歳	6.20	7.70
7歳	6.20	7.70
8歳	6.20	7.70
9歳	6.20	7.70
10歳	6.25	7.70
11歳	6.30	7.70
12歳	6.30	7.75
13歳	6.30	7.80
14歳	6.30	7.80
15歳	6.30	7.80
16歳	6.30	7.80
17歳	6.30	7.80
18歳	6.30	7.80
19歳	6.30	7.80
20歳	6.30	7.80

■ 成人の基準値

男女とも　6.7〜8.3（g/dL）

■ 上限・下限を超える場合に考慮すべき疾患など

> ⬆ 脱水症,自己免疫疾患,多発性骨髄腫,原発性マクログロブリン血症,慢性感染症
> ⬇ ネフローゼ症候群,蛋白漏出性胃腸症,肝硬変,栄養摂取不良,吸収不良症候群,熱傷,胸水・腹水の貯留,水疱性皮膚疾患

栄養状態と肝障害による合成の低下,腎疾患・胃腸疾患・滲出性疾患などによる体外への損失などを反映している。

上限を超える場合は高蛋白血症,下限を超える場合は低蛋白血症と呼ぶ。血清総蛋白値に異常がみられた場合は血清アルブミン値や蛋白分画を検査する必要がある。一般に新生児・乳幼児期には低値を示す。通常の食事では変化は少なく,日内リズムも認めない。

総蛋白値が上限を超える場合に考慮すべき疾患としては,脱水症,自己免疫疾患,多発性骨髄腫,原発性マクログロブリン血症,慢性感染症などが挙げられるが,脱水症の場合には,各蛋白分画の構成比は正常であり,血算値は上昇する。また,自己免疫疾患では免疫グロブリンの増加を伴うことが多い。

総蛋白値が下限を下回る場合に考慮すべき疾患としては,ネフローゼ症候群,蛋白漏出性胃腸症,肝硬変,栄養摂取不良,吸収不良症候群,熱傷,胸水・腹水の貯留,水疱性皮膚疾患などが挙げられる。

■ 検査値に影響を与える主な薬剤

低下 トピナ,モービック,抗菌薬,成長ホルモン,循環器用薬,消化器用薬,抗精神病薬,糖尿病用薬,免疫抑制薬,造影剤,麻薬
異常 抗真菌・抗ウイルス薬,抗腫瘍薬,生物学的製剤,インターフェロン

note

- 生後6カ月までに約1g/dL増加し,その後18歳までに約0.7〜0.8g/dL緩やかに増加する。

ALB [アルブミン]
albumin

アルブミンは肝臓で合成される水溶性の蛋白質で，分子量66,000Daの糖鎖をもたない均一な蛋白質である。血清中の蛋白質の中では最も量が多く，血漿膠質浸透圧を維持し，血中のさまざまな物質の輸送体として働く。栄養状態や肝障害の程度を判定するのに有用である。

国立成育医療研究センター　BCG法

■ 小児の基準値

単位　g/dL

年齢	男女とも 下限値	男女とも 上限値
0カ月	3.02	4.11
1カ月	3.05	4.34
2カ月	3.10	4.50
3カ月	3.13	4.60
4カ月	3.15	4.70
5カ月	3.20	4.80
6カ月	3.23	4.84
7カ月	3.26	4.80
8カ月	3.26	4.76
9カ月	3.27	4.76
10カ月	3.30	4.80
11カ月	3.30	4.80
1歳	3.36	4.74
2歳	3.43	4.78
3歳	3.52	4.74
4歳	3.57	4.73

年齢	男女とも 下限値	男女とも 上限値
5歳	3.62	4.67
6歳	3.64	4.67
7歳	3.68	4.68
8歳	3.72	4.68
9歳	3.72	4.69
10歳	3.73	4.69
11歳	3.75	4.72
12歳	3.77	4.73
13歳	3.78	4.74
14歳	3.80	4.75
15歳	3.80	4.75
16歳	3.80	4.76
17歳	3.80	4.77
18歳	3.80	4.78
19歳	3.80	4.78
20歳	3.80	4.78

■ 成人の基準値（BCP改良法）

男女とも　4.0〜5.0（g/dL）

■ 上限・下限を超える場合に考慮すべき疾患など

> **↑** 脱水症
> **↓** アルブミン漏出性疾患，栄養不良，甲状腺機能亢進症

血清アルブミンの半減期は約20日である。総蛋白と同様に，一般に新生児・乳幼児期には低値を示す。

血清アルブミンの増加は脱水症以外ではみられない。

血清アルブミンが下限を下回る場合に考慮すべき病態としては，①肝障害などによる産生量の低下，②尿，消化管，皮膚からの漏出，③甲状腺機能亢進症などによる代謝亢進，④栄養摂取量の低下や消化吸収不良がある。すなわち，肝硬変，ネフローゼ症候群や糸球体腎炎，火傷，胸膜炎・腹膜炎や蛋白漏出性胃腸症などのアルブミン漏出性疾患や栄養不良，甲状腺機能亢進症などがこれにあたる。半減期が比較的長いので，肝臓での合成低下や栄養不良などがあっても，血清アルブミン値はすぐには低下しないので注意が必要である。

■ 検査値に影響を与える主な薬剤

上昇　ランプレン

低下　インターフェロン，骨粗鬆症治療薬，消炎解熱鎮痛薬，抗菌・抗真菌・抗ウイルス薬，循環器用薬，抗凝固薬，消化器用薬，抗精神病薬，糖尿病用薬，免疫抑制薬，抗腫瘍薬，造影剤，麻薬

異常　生物学的製剤

> **note**
>
> - A/G比は血中のアルブミン（A）とグロブリン総量（G）の比を算出したものであるが，臨床的には，アルブミンの低下とグロブリンの上昇を示す疾患での異常低値が問題となる場合が多い。すなわち肝機能低下や糸球体腎炎などでのアルブミン減少は，アルブミン単独でみるよりもA/G比でみると，より病態を把握しやすい。

CK (CPK) [クレアチンキナーゼ]

creatine kinase

クレアチンキナーゼ（クレアチンホスホキナーゼ）は、筋肉や脳に多量に存在する酵素で、〔クレアチン＋ATP⇔クレアチンリン酸＋ADP〕の反応を触媒している。検査法は、クレアチンリン酸を基質として生成するATPを測定する方法が用いられている。

国立成育医療研究センター　JSCC標準化対応法

■ 小児の基準値

単位 U/L

年齢	男 下限値	男 上限値	女 下限値	女 上限値	年齢	男 下限値	男 上限値	女 下限値	女 上限値
0カ月	44	310	44	310	5歳	45	240	45	240
1カ月	44	315	44	315	6歳	46	230	46	230
2カ月	43	320	43	320	7歳	47	230	46	230
3カ月	43	321	43	321	8歳	48	230	47	230
4カ月	43	321	43	321	9歳	49	240	47	230
5カ月	42	321	42	321	10歳	50	250	47	220
6カ月	42	321	42	321	11歳	51	260	46	220
7カ月	42	320	42	320	12歳	51	270	45	210
8カ月	41	318	41	318	13歳	51	270	43	200
9カ月	41	317	41	317	14歳	50	270	42	190
10カ月	40	315	40	315	15歳	50	275	41	180
11カ月	40	310	40	300	16歳	49	280	40	180
1歳	39	299	39	295	17歳	49	275	39	170
2歳	43	293	43	290	18歳	48	265	38	170
3歳	43	270	43	270	19歳	48	250	38	170
4歳	44	250	44	250	20歳	48	240	37	160

■ 成人の基準値

男　62〜287　女　45〜163（U/L）

■ 上限・下限を超える場合に考慮すべき疾患など

- ⬆ 甲状腺機能低下症，筋ジストロフィー症（小児）
- ⬇ 甲状腺機能亢進症

　成人では，主に心筋梗塞や心筋炎，脳外傷，脳血管障害などのマーカーとして用いられている。小児においては，筋ジストロフィー症などでは常に高値をとる。

　運動負荷（マラソン，サッカー，水泳など）や，筋肉注射をしたときに，一時的に上昇する。甲状腺機能低下症では高値を示し，甲状腺機能亢進症では低値を示す。

■ 検査値に影響を与える主な薬剤

上昇　重大な副作用として悪性症候群や横紋筋融解症，ミオパチーの記載がある薬剤だけでも，高脂血症用薬，抗精神病薬，抗てんかん薬，パーキンソン病用薬，消炎解熱鎮痛薬，抗アレルギー薬，消化器用薬，抗菌・抗真菌・抗ウイルス薬，循環器用薬，泌尿器用薬，筋弛緩薬，麻酔薬，抗腫瘍薬，免疫抑制薬，糖尿病用薬，インターフェロン，コルヒチン，テオフィリン，ステロイド，ピトレシン，漢方薬など多岐にわたる。

> note
> - 乳幼児期は比較的高い値を示す。思春期以降は男の方が高い。小児期は，主に骨格筋の酵素活性を反映していることが多い。

生化学検査

AST (GOT) [アスパラギン酸アミノトランスフェラーゼ]

aspartate aminotransferase

アスパラギン酸と2-オキソグルタル酸との相互アミノ基転移を触媒する酵素で，生体内のほとんどすべての臓器に分布しているが，特に心筋，肝臓，骨格筋，腎臓に多く存在する。健常者では，血清中にはわずかな量しか存在しないので，これらの臓器の細胞障害によって血中に酵素が放出されるため，臓器障害のマーカーになるが，腎障害では活性が上昇することはまれである。また赤血球中にも血清に比べて約40倍存在する。

国立成育医療研究センター　JSCC標準化対応法

■ 小児の基準値

単位 U/L

年齢	男 下限値	男 上限値	女 下限値	女 上限値	年齢	男 下限値	男 上限値	女 下限値	女 上限値
0ヵ月	19.9	62.0	19.9	62.0	5歳	24.0	38.7	24.0	39.0
1ヵ月	21.0	64.0	21.0	64.0	6歳	24.0	37.5	24.0	37.5
2ヵ月	22.0	65.0	22.0	65.0	7歳	24.0	36.0	24.0	35.5
3ヵ月	22.3	66.0	22.3	66.0	8歳	22.5	34.8	22.5	33.5
4ヵ月	23.0	67.0	23.0	67.0	9歳	19.0	33.0	18.5	32.0
5ヵ月	24.0	68.0	24.0	68.0	10歳	17.0	32.0	17.0	31.0
6ヵ月	24.5	68.0	24.5	68.0	11歳	16.0	31.5	16.0	30.0
7ヵ月	25.0	67.5	25.0	67.5	12歳	15.0	31.0	15.0	29.5
8ヵ月	24.5	66.5	24.5	66.5	13歳	14.5	31.0	14.0	29.0
9ヵ月	24.0	65.5	24.0	65.5	14歳	14.0	30.0	13.5	28.0
10ヵ月	23.5	63.9	23.5	63.9	15歳	14.0	30.0	13.0	28.0
11ヵ月	23.0	61.5	23.0	61.5	16歳	14.0	30.0	12.5	28.0
1歳	23.0	56.5	24.0	57.0	17歳	14.0	30.0	12.0	28.0
2歳	24.0	49.0	24.0	50.0	18歳	14.0	30.0	12.0	28.0
3歳	24.0	43.0	24.0	44.0	19歳	14.0	31.0	12.0	27.5
4歳	24.0	40.8	24.0	41.5	20歳	14.0	32.0	12.0	27.0

■ 成人の基準値
男女とも　10〜40（U/L）

■ 上限・下限を超える場合に考慮すべき疾患など

> ⬆ 急性・慢性肝炎（ウイルス，薬剤，アルコール），肝硬変，肝腫瘍，脂肪肝などの肝疾患，心筋梗塞，進行性筋ジストロフィー，多発性筋炎，溶血性疾患

心筋梗塞，筋肉疾患の場合には，ALTよりはるかに高値を示し，CK（CPK）が上昇する。運動負荷でも，一時的に上昇する。

■ 検査値に影響を与える主な薬剤

上昇　重大な副作用として添付文書上に載っている薬剤だけでも，消化器用薬，消炎解熱鎮痛薬，呼吸器用薬，抗アレルギー薬，漢方薬，抗菌・抗真菌・抗ウイルス薬，抗精神病薬，糖尿病用薬，循環器用薬，泌尿器用薬，抗腫瘍薬，免疫抑制薬，抗てんかん薬，骨粗鬆症用薬，血液製剤，造影剤，ステロイド，麻薬など多岐にわたる。

> note
> - 基準値は乳幼児期でやや高く，徐々に低下する。
> - 高度の溶血血清では，高値を示す。

生化学検査

ALT（GPT）[アラニンアミノトランスフェラーゼ]
alanine aminotransferase

アラニンと2-オキソグルタル酸との相互アミノ基転移を触媒する酵素で，生体内のほとんどすべての臓器に分布している。特に肝臓で高濃度で，腎臓では肝臓の1/3の濃度，心臓，骨格筋では低濃度である。

国立成育医療研究センター　JSCC標準化対応法

■ 小児の基準値

単位　U/L

年齢	男 下限値	男 上限値	女 下限値	女 上限値
0カ月	11.0	45.0	11.0	45.0
1カ月	11.7	50.0	11.7	50.0
2カ月	12.5	54.5	12.5	54.5
3カ月	13.0	56.0	13.0	56.0
4カ月	13.0	56.0	13.0	56.0
5カ月	12.9	55.5	12.9	55.5
6カ月	12.5	54.5	12.5	54.5
7カ月	12.3	53.0	12.3	53.0
8カ月	12.0	50.5	12.0	50.5
9カ月	11.5	48.0	11.5	48.0
10カ月	10.5	45.0	10.5	45.0
11カ月	9.5	42.0	9.5	42.0
1歳	9.4	38.4	9.4	38.4
2歳	9.0	34.0	9.0	34.0
3歳	9.0	30.0	9.0	30.0
4歳	9.0	28.0	9.0	28.0
5歳	9.0	28.0	9.0	27.0
6歳	9.0	28.0	9.0	27.0
7歳	9.0	28.0	9.0	27.0
8歳	9.0	28.5	9.0	27.0
9歳	9.0	29.0	9.0	27.0
10歳	9.0	30.0	9.0	27.0
11歳	9.0	31.0	9.0	27.5
12歳	9.0	32.0	9.0	28.0
13歳	9.0	33.0	9.0	28.0
14歳	9.0	34.0	9.0	28.5
15歳	9.0	35.0	9.0	29.0
16歳	9.0	36.0	9.0	29.5
17歳	9.0	37.0	9.0	30.0
18歳	9.0	38.0	9.0	30.5
19歳	9.0	39.0	9.0	31.0
20歳	9.0	41.0	9.0	32.0

■ 成人の基準値

男女とも　5〜40（U/L）

■ 上限・下限を超える場合に考慮すべき疾患など

> ↑ 急性・慢性肝炎（ウイルス，薬剤，アルコール），肝硬変，肝腫瘍，脂肪肝などの肝疾患

　AST, ALTとも腎臓で高濃度にあるにもかかわらず，腎障害でも血中の活性が上昇することはほとんどないので，ALTの上昇は肝障害に特異的なマーカーと考えられる。しかし赤血球中にも血清に比べて約7倍存在するため，高度の溶血では高値となる。

■ 検査値に影響を与える主な薬剤

　上昇　重大な副作用として添付文書上に載っている薬剤だけでも，消化器用薬，消炎解熱鎮痛薬，呼吸器用薬，抗アレルギー薬，漢方薬，抗菌・抗真菌・抗ウイルス薬，抗精神病薬，糖尿病用薬，循環器用薬，泌尿器用薬，抗腫瘍薬，免疫抑制薬，抗てんかん薬，骨粗鬆症用薬，血液製剤，造影剤，ステロイド，麻薬など多岐にわたる。

note

- 基準値は乳幼児期でやや高く，徐々に低下する。思春期以降は，男が女よりやや高い値を示す。
- 高度の溶血血清では，高値を示す。

LDH [乳酸脱水素酵素]

lactate dehydrogenase

LDHは全身の組織に広く存在する酵素で、H型（心筋型）とM型（骨格筋型）のサブユニットからなる4量体の蛋白質である。サブユニットの組み合わせによりLDH1〜5のアイソザイムが存在する。細胞が壊れることで血中に放出されることから、組織障害、細胞崩壊のスクリーニングとして用いる。

国立成育医療研究センター　JSCC標準化対応法

■ 小児の基準値

単位　U/L

年齢	男女とも 下限値	男女とも 上限値	年齢	男女とも 下限値	男女とも 上限値
0カ月	198	404	5歳	180	330
1カ月	201	405	6歳	175	320
2カ月	203	410	7歳	170	305
3カ月	205	418	8歳	165	295
4カ月	207	422	9歳	160	290
5カ月	210	425	10歳	155	285
6カ月	211	428	11歳	150	280
7カ月	212	436	12歳	145	270
8カ月	212	438	13歳	140	265
9カ月	213	440	14歳	135	255
10カ月	212	442	15歳	130	250
11カ月	210	447	16歳	125	250
1歳	202	437	17歳	123	250
2歳	195	400	18歳	120	250
3歳	190	365	19歳	120	250
4歳	185	350	20歳	120	250

■ 成人の基準値

男女とも　115〜245（U/L）

■ 上限・下限を超える場合に考慮すべき疾患など

> ⬆ 白血病，悪性リンパ腫，悪性腫瘍，悪性貧血，溶血性貧血，急性肝炎，慢性肝炎，肝硬変，心筋炎，心筋症，心不全，心筋梗塞，伝染性単核症，皮膚筋炎，関節リウマチ，筋ジストロフィー，慢性腎炎，急性腎炎，ネフローゼ症候群，脳血管障害
> ⬇ H型サブユニット欠損症，抗腫瘍薬や免疫抑制薬の投与

LDHは全身の組織，臓器に広く存在する酵素である。組織障害により細胞内LDHが血中に逸脱し，血清LDH活性が上昇する。LDHには5つのアイソザイムが存在し，分布の割合は各臓器で異なる。LDH1（HHHH）は心筋，赤血球に，LDH2（HHHM）は心筋，腎，赤血球，白血球，肺に，LDH3（HHMM）は脳，腎，肺に，LDH4（HMMM）は肝，肺に，LDH5（MMMM）は肝，骨格筋に多く含まれる。

LDH上昇時には，LDHアイソザイムが疾患鑑別に役立つ。

LDH1，2優位：心筋炎，心筋症，悪性貧血，溶血性貧血など。

LDH2，3優位：白血病，リンパ腫，悪性腫瘍，筋ジストロフィー，多発性筋炎，膠原病，ウイルス感染，伝染性単核症など。

LDH5優位：急性肝炎，慢性肝炎，筋ジストロフィーなど。

■ 検査値に影響を与える主な薬剤

上昇　重大な副作用として肝機能障害，間質性肺炎の記載がある薬剤だけでも，消化器用薬，消炎解熱鎮痛薬，抗アレルギー薬，去痰薬，抗菌薬，高脂血症用薬，抗精神病薬，抗リウマチ薬，生物学的製剤，循環器用薬，抗腫瘍薬，免疫抑制薬，グロブリンなど多岐にわたる。

> note
> - 採血時の溶血，激しい運動後には上昇する。

ALP [アルカリフォスファターゼ]

alkaline phosphatase

小腸，腎臓，骨に多く，次いで肝臓（毛細胆管）に分布する。アイソザイム組成が臓器により，また疾患により異なる。高分子ALPも存在する。スクリーニング検査として用いられる。

国立成育医療研究センター　IFCC標準化対応法

■ 小児の基準値

単位　U/L

年齢	男 下限値	男 上限値	女 下限値	女 上限値	年齢	男 下限値	男 上限値	女 下限値	女 上限値
0カ月	185.5	563.5	185.5	563.5	5歳	150.5	420.0	157.5	420.0
1カ月	178.5	567.0	178.5	567.0	6歳	154.0	430.5	161.0	437.5
2カ月	171.5	570.5	171.5	570.5	7歳	157.5	437.5	164.5	455.0
3カ月	168.0	567.0	168.0	567.0	8歳	157.5	455.0	164.5	472.5
4カ月	161.0	561.8	161.0	561.8	9歳	161.0	490.0	168.0	490.0
5カ月	154.0	560.0	154.0	560.0	10歳	161.0	507.5	164.5	507.5
6カ月	147.0	553.0	147.0	553.0	11歳	164.5	525.0	140.0	507.5
7カ月	143.5	546.0	143.5	546.0	12歳	159.3	525.0	105.0	483.0
8カ月	140.0	542.5	140.0	542.5	13歳	140.0	507.5	77.0	437.5
9カ月	138.3	532.0	138.3	532.0	14歳	122.5	472.5	63.0	392.0
10カ月	136.5	521.5	136.5	521.5	15歳	94.5	420.0	54.3	315.0
11カ月	135.8	507.5	135.8	507.5	16歳	77.0	367.5	45.5	255.5
1歳	138.3	468.7	138.3	451.2	17歳	70.0	297.5	42.0	199.5
2歳	143.5	437.5	143.5	402.5	18歳	59.5	231.0	42.0	150.5
3歳	147.0	420.0	147.0	395.5	19歳	56.0	175.0	42.0	129.5
4歳	150.5	420.0	150.5	402.5	20歳	52.5	143.5	42.0	119.0

■ 成人の基準値

男女とも　38〜113（U/L）

■ 上限・下限を超える場合に考慮すべき疾患など

⬆ 肝, 胆管系の疾患, 骨疾患, 甲状腺疾患, 悪性腫瘍
⬇ 家族性低フォスファターゼ血症, 低栄養, 亜鉛欠乏症

高脂肪食摂取後, 妊娠, 月経時, アレルギー疾患 (アトピー性皮膚炎など) また血液型BまたはO型では, 小腸性ALPが長時間血中に存在するので, 上昇する場合がある。小児では骨の成長に伴い, 骨由来のALPが著増する。食物アレルギーではALPが上昇する場合があるが, その生理的意味は不明である。亜鉛欠乏症のマーカーとして使用される。

一過性の数値変動があるので, この数値のみで異常と考えないほうがよい (家族性低フォスファターゼ血症を例外とする)。

■ 検査値に影響を与える主な薬剤

上昇 重大な副作用として添付文書上に載っている薬剤だけでも, 消化器用薬, 消炎解熱鎮痛薬, 去痰薬, 抗アレルギー薬, 漢方薬, 抗菌・抗真菌・抗ウイルス薬, 抗精神病薬, 糖尿病用薬, 循環器用薬, 泌尿器用薬, 抗腫瘍薬, 免疫抑制薬, 骨粗鬆症用薬, グロブリン製剤, ステロイド, 麻薬など多岐にわたる。

> note
> - アイソザイムは, ALP_1 (高分子性), ALP_2 (肝性), ALP_3 (骨性), ALP_4 (胎盤性), ALP_5 (小腸性) に分かれる。異常値がみられたらアイソザイムを確認する必要がある。
> - 測定法により基準値が大きく異なるので, データ比較の際には注意が必要である。
> - アトピー性皮膚炎, 食物アレルギーでみられる高値に対する病的意義づけの根拠は乏しい場合が多いので, 高値の場合は他の検査の結果も併せて慎重に判定する。

γ-GTP（γ-GT）[γグルタミルトランスペプチダーゼ]

γ-glutamyltranspeptidase

グルタミン酸をアミノ酸，ペプチドに転移させる反応を触媒する安定な酵素。

胎児，成人では肝に多く，腎臓，脾臓，膵臓にも存在。上皮細胞の基底膜に存在し，分泌，吸収，糸球体濾液および小腸におけるアミノ酸の再吸収を行う。授乳期の乳腺に高濃度にみられる。肝ではミクロゾーム，毛細胆管に存在する。薬剤，アルコールによる上昇はミクロゾーム機能亢進による。

国立成育医療研究センター　JSCC標準化対応法

■ 小児の基準値

単位　U/L

年　齢	男		女	
	下限値	上限値	下限値	上限値
0カ月	50.0	350.0	50.0	350.0
1カ月	29.9	250.0	29.9	250.0
2カ月	20.0	190.0	20.0	190.0
3カ月	15.0	150.0	15.0	150.0
4カ月	10.7	125.0	10.7	125.0
5カ月	9.0	100.0	9.0	100.0
6カ月	8.1	90.0	8.1	90.0
7カ月	7.5	80.0	7.5	80.0
8カ月	7.0	72.0	7.0	72.0
9カ月	6.9	69.0	6.9	69.0
10カ月	6.5	65.0	6.5	65.0
11カ月	6.5	60.0	6.5	60.0
1歳	6.1	45.0	6.1	45.0
2歳	6.0	34.0	6.0	34.0
3歳	6.0	20.0	6.0	20.0
4歳	6.0	18.0	6.0	17.5

年　齢	男		女	
	下限値	上限値	下限値	上限値
5歳	6.5	18.0	6.5	18.0
6歳	7.0	20.0	7.0	19.5
7歳	7.0	23.0	7.5	22.0
8歳	8.0	25.0	8.0	24.0
9歳	8.0	28.0	8.0	27.0
10歳	8.0	31.0	8.0	29.0
11歳	8.0	34.0	8.0	32.0
12歳	8.0	37.0	8.0	34.0
13歳	8.5	41.0	8.0	36.0
14歳	8.7	44.0	8.0	38.0
15歳	9.0	48.0	8.0	40.5
16歳	9.0	53.0	8.0	43.0
17歳	9.0	57.0	8.0	46.0
18歳	9.5	62.0	8.0	48.5
19歳	10.0	68.0	8.0	50.0
20歳	10.0	74.0	8.0	52.0

■ 成人の基準値
男 70以下　女 30以下（U/L）

■ 上限・下限を超える場合に考慮すべき疾患など

> ⬆ 肝炎，胆管系疾患（胆管の閉塞，胆炎），肥満

くる病（近年，不必要な食物制限や，極端な紫外線恐怖症のため報告がみられる）や骨軟化症，妊婦，肝障害のないページェット病などでALPが上昇している場合に本酵素を測定して鑑別する。小児の単純性肥満の際に増加する。

この酵素は測定条件に左右されにくい安定な酵素である。異常値であれば，ALP，他のトランスアミナーゼの数値も併せて原因を検討する。

■ 検査値に影響を与える主な薬剤
上昇　重大な副作用として添付文書上に載っている薬剤だけでも，消化器用薬，消炎解熱鎮痛薬，呼吸器用薬，抗アレルギー薬，漢方薬，抗菌・抗ウイルス薬，抗精神病薬，糖尿病用薬，循環器用薬，泌尿器用薬，腎不全用薬，抗腫瘍薬，免疫抑制薬，造影剤，抗てんかん薬，グロブリン製剤，甲状腺用薬，骨粗鬆症用薬，ワクチンなど多岐にわたる。

> note
> ● AST，ALTの変動（上昇）と同様の変化がみられないときには，薬物（成人ではアルコール）によるミクロゾーム酵素として誘導反応の結果起こる上昇も考慮する。

ChE [コリンエステラーゼ]

cholinesterase

コリンエステルを加水分解して，有機酸にする酵素である。2種類あり，1つは特異的にアセチルコリンを分解し，筋肉収縮に関与するtrue cholinesterase（真性ChE）で，神経，筋肉，赤血球に分布する。臨床的に測定されるのは2番目のタイプであり，種々のコリンエステルを分解するpseudo cholinesterase（偽ChE）であり，肝臓，膵臓，血液中に分布する。

国立成育医療研究センター　JSCC標準化対応法

■ 小児の基準値

単位　U/L

年齢	男女とも	
	下限値	上限値
0カ月	200	442
1カ月	205	457
2カ月	212	458
3カ月	219	460
4カ月	222	461
5カ月	228	465
6カ月	230	468
7カ月	235	470
8カ月	238	472
9カ月	240	475
10カ月	242	478
11カ月	245	479
1歳	250	485
2歳	250	490
3歳	250	485
4歳	250	480

年齢	男女とも	
	下限値	上限値
5歳	250	480
6歳	250	480
7歳	250	475
8歳	250	470
9歳	250	470
10歳	245	470
11歳	240	465
12歳	235	460
13歳	230	455
14歳	225	450
15歳	220	445
16歳	220	440
17歳	220	430
18歳	220	425
19歳	218	420
20歳	210	420

■ 成人の基準値
男　242〜495　女　200〜459（U/L）

■ 上限・下限を超える場合に考慮すべき疾患など

> ⬆ 脂肪肝（非アルコール性），肥満，ネフローゼ症候群，糖尿病，甲状腺機能亢進症
> ⬇ 肝炎，劇症肝炎，有機リン中毒（サリン，農薬），低栄養，慢性消耗性疾患

肝臓の全体的な機能の指標であるが，異常値をみたら肝疾患以外も頭に入れておくこと。

■ 検査値に影響を与える主な薬剤
上昇　ハプトグロビン（原料に血漿由来のChEを含む），高脂血症用薬，カデュエット，テラビック
低下　抗腫瘍薬，免疫抑制薬，ウブレチド，メロペン，リコモジュリン
異常　アンカロン

note
- 測定法により基準値が異なるので，施設間の比較の際には注意が必要である。
- 肝臓で合成され血中に遊離するため，肝細胞による蛋白合成のマーカーとなる。ChEはアルブミンよりも半減期が短く，逸脱酵素ではないため，その低値は肝実質機能の鋭敏な指標となる。
- ［参考］肝細胞の合成機能障害の指標：アルブミン，コリンエステラーゼ，凝固因子[1]

文献　1）岡庭　豊，他 編：イヤーノート内科・外科編（2009年版）. B-13, メディックメディア, 2008

BUN [尿素窒素]

blood urea nitrogen

　尿素窒素は蛋白質の終末産物である。アミノ酸の脱アミノにより生じたアンモニアは肝臓の尿素サイクルにより分解され，その最終産物として尿素窒素となる。尿素窒素は糸球体で濾過され，一部が尿細管で再吸収され残りは尿中に排泄される。尿素窒素の増減は摂取蛋白量，肝臓での蛋白代謝能，腎機能の３つの因子に影響される。

国立成育医療研究センター　ウレアーゼ・LED・UV法（回避）

■ 小児の基準値

単位　mg/dL

年　齢	男女とも		年　齢	男女とも	
	下限値	上限値		下限値	上限値
0カ月	3.7	15.5	5歳	6.5	19.5
1カ月	2.8	14.5	6歳	6.6	19.6
2カ月	2.5	14.1	7歳	6.8	19.6
3カ月	2.2	14.1	8歳	6.8	19.4
4カ月	2.3	14.3	9歳	6.8	19.4
5カ月	2.3	14.7	10歳	6.8	19.3
6カ月	2.3	15.0	11歳	6.8	19.3
7カ月	2.5	15.4	12歳	6.8	19.2
8カ月	2.6	15.8	13歳	6.8	19.1
9カ月	2.7	16.1	14歳	6.8	19.0
10カ月	2.9	16.7	15歳	6.8	18.8
11カ月	3.1	17.5	16歳	6.8	18.7
1歳	3.7	18.6	17歳	6.8	18.6
2歳	4.5	19.0	18歳	6.8	18.6
3歳	5.5	19.3	19歳	6.8	18.6
4歳	6.0	19.5	20歳	6.8	18.6

■ **成人の基準値**

男女とも　8.0～22.0（mg/dL）

■ **上限・下限を超える場合に考慮すべき疾患など**

> ⬆ 脱水，腎不全，消化管出血，高蛋白食，異化亢進状態（飢餓，低カロリー食，糖尿病性ケトアシドーシス，重症感染症，発熱），薬剤（サイアザイド，テトラサイクリンなど）
>
> ⬇ 低蛋白食，重症肝不全，尿崩症，浸透圧利尿薬の使用，妊娠

　尿素窒素に影響を与える最大の因子は糸球体濾過量であるが，それ以外の因子も影響する。蛋白質摂取量が多いと上昇し，少ないと低下する。しかし，飢餓などの極度な摂取量不足では，体組織崩壊と蛋白異化が亢進し尿素窒素は上昇する。また消化管出血では，血液由来のアンモニアが消化管から吸収され高値となる。

　腎不全は尿素窒素が上昇する代表的病態であるが，腎前性，腎実質性，腎後性の病態がある。腎前性では循環血液量低下をきたす病態（下痢，嘔吐，発熱，熱傷，出血）が原因となる。腎実質性としては，腎炎，ネフローゼなどの糸球体疾患や異・低形成腎などの疾患が多い。腎後性としては結石，腫瘍，先天的な尿路の閉塞や狭窄などである。血清Crを同時に測定することが多いが，小児のCr値は年齢と性別により基準値が異なる点に注意する。

　妊娠では，胎児の蛋白同化と循環血漿量増大に伴う血液希釈により低下。また重症肝不全では尿素サイクルの機能障害により低値。劇症肝炎における極端な低値は予後不良因子でもある。また，尿崩症や浸透圧利尿薬により尿量が増加すると，排出も増加し低値となる。

■ **検査値に影響を与える主な薬剤**

　上昇　重大な副作用として添付文書上に載っている薬剤だけでも，消炎解熱鎮痛薬，消化器用薬，抗アレルギー薬，抗菌・抗真菌薬，抗腫瘍薬，免疫抑制薬，グロブリン製剤，泌尿器科用薬，ドボネックス軟膏など多岐にわたる。

生化学検査

Cr [クレアチニン]
creatinine

クレアチニン（Cr）は筋肉のクレアチンの最終代謝産物であり，毎日一定量が産生される。Crは糸球体で濾過され尿細管での再吸収や分泌量も少ないため，そのクリアランスは糸球体濾過量（GFR）に近く，腎機能のよい指標となる。Crの増減は筋肉量と腎機能の２つの因子に影響される。

Clin Exp Nephrol 15：694-699，2011　酵素法

■ 小児の基準値

3カ月以上12歳未満（男女共通）

単位 mg/dL

年齢	2.5パーセンタイル	50パーセンタイル	97.5パーセンタイル	年齢	2.5パーセンタイル	50パーセンタイル	97.5パーセンタイル
3～5カ月	0.14	0.20	0.26	5歳	0.25	0.34	0.45
6～8カ月	0.14	0.22	0.31	6歳	0.25	0.34	0.48
9～11カ月	0.14	0.22	0.34	7歳	0.28	0.37	0.49
1歳	0.16	0.23	0.32	8歳	0.29	0.40	0.53
2歳	0.17	0.24	0.37	9歳	0.34	0.41	0.51
3歳	0.21	0.27	0.37	10歳	0.30	0.41	0.57
4歳	0.20	0.30	0.40	11歳	0.35	0.45	0.58

基準値は，中央値を中心に95％の範囲で下限（2.5パーセンタイル）から上限（97.5％パーセンタイル）とした。

12～16歳

単位 mg/dL

年齢	2.5パーセンタイル		50パーセンタイル		97.5パーセンタイル	
性別	男児	女児	男児	女児	男児	女児
12歳	0.40	0.40	0.53	0.52	0.61	0.66
13歳	0.42	0.41	0.59	0.53	0.80	0.69
14歳	0.54	0.46	0.65	0.58	0.96	0.71
15歳	0.48	0.47	0.68	0.56	0.93	0.72
16歳	0.62	0.51	0.73	0.59	0.96	0.74

Uemura O, et al：Clin Exp Nephrol, 15：694-699，2011

■ 成人の基準値
男 0.61〜1.04 女 0.47〜0.79 (mg/dL)

■ 上限・下限を超える場合に考慮すべき疾患など

> ⬆ 腎不全（腎前性，腎実質性，腎後性）
> ⬇ 筋疾患，筋萎縮を伴う神経原性疾患，長期臥床，尿崩症

血清Crは成人と小児では大きな差があり，年齢や性別に見合った基準値の把握が，小児の腎不全を見逃さないために重要である。多くの施設で血清Crは酵素法で測定しているが，旧来のJaffe法の施設もあり，その場合はJaffe法＝酵素法＋0.2mg/dLで換算する。

Crは糸球体濾過量を反映し腎不全のよい指標となる。Crが上昇する原因は，腎前性，腎実質性，腎後性に分ける。腎前性は，循環血漿量が減少する病態（脱水，心不全，出血，ショック，熱傷など）による。腎実質性は，腎炎，ネフローゼ，尿細管性疾患，先天性異・低形成腎などによる。腎後性は，結石，腫瘍，先天的な尿路の閉塞や狭窄等である。

Crは筋肉由来のため，筋ジストロフィーなどの筋疾患や筋萎縮をきたす神経原性疾患，長期臥床による廃用性萎縮で低値となる。

■ 検査値に影響を与える主な薬剤

BUN同様多岐にわたる。また，デカドロン注，ハイドロコートン注などには緩衝剤としてクレアチニンが含まれる。

> **note**
> - 臨床の現場で腎機能評価に有用な2つの概算式を紹介する
>   ①日本人小児（2歳以上12歳未満）の推定GFRの計算式
>   eGFR＝0.35×身長（cm）/血清Cr（酵素法で測定）
>   ②日本人小児（2歳以上12歳未満）の血清Crのおよその基準値
>   血清Cr基準値＝0.3×身長（m）

Cys C [シスタチンC]

cystatin C

血清シスタチンCは，糸球体濾過能マーカーの1つである。分子量13kDaの低分子蛋白で，全身の有核細胞で産生され，炎症などの影響を受けずにその体内での産生は一定であるとされる。軽度の腎機能障害を鋭敏に反映し，その基準値が年齢や筋肉量の影響を受けない，という利点がある。

医学のあゆみ 243（9）：753-757，2012

■小児の基準値

シスタチンCは，胎盤を通過しないことが知られている。成熟児の糸球体濾過率（GFR）は出生直後で20mL/分/1.73m²前後と成人の1/5くらいであり，1～2歳で成人と同じ値をとる。このGFRの動きを反映し，血清シスタチンCは出生直後は高値であり，GFRの上昇とともに徐々に低下する。2歳以後はほぼ成人と同じ値をとるため，成人の基準値をそのまま使用して問題ないと思われる。

3カ月以上12歳未満（男女合計）標準化シスタチンC基準値

年齢	n	2.5%	50%	97.5%
3～5カ月	18	0.88	1.06	1.26
6～11カ月	47	0.72	0.98	1.25
12～17カ月	31	0.72	0.91	1.14
18～23カ月	38	0.71	0.85	1.04
2～11歳	704	0.61	0.78	0.95

上村　治：腎機能の評価法．医学のあゆみ，243（9）：753-757，2012

12歳以上17歳未満（男女別）標準化シスタチンC基準値

年齢	男				女			
	n	2.5%	50%	97.5%	n	2.5%	50%	97.5%
12～14歳	61	0.71	0.86	1.04	132	0.61	0.74	0.91
15～16歳	45	0.53	0.75	0.952	49	0.46	0.61	0.85

上村 治：腎機能の評価法. 医学のあゆみ, 243 (9)：753-757, 2012

■ 成人の基準値（金コロイド凝集法）

男 0.63～0.95　**女** 0.56～0.87（mg/L）

■ 上限・下限を超える場合に考慮すべき疾患など

⬆ 腎機能障害

上限を超える場合は腎機能障害（糸球体濾過能の低下）を意味する。下限の設定はなく，また低値であることの病的意義はない。

> **note**
>
> - 血清シスタチンCは，血清クレアチニンのように年齢により基準値が異なるということがなく，1歳以上であれば基準値は一定であることが示されている。また，血清クレアチニンよりも鋭敏で，軽度の腎障害における感度が良好である。さらに，血清β_2ミクログロブリンのように感染症や腫瘍などの炎症の存在での産生の亢進はないとされ，近年最も良好な糸球体濾過能マーカーとして注目されてきている。
> しかしながら，ステロイドホルモン投与や甲状腺機能亢進症などで高値をとるという報告も散見され，本検査に影響を与える因子の研究が急務であろう。また，シスタチンCは糸球体濾過能（GFR）値と逆相関することは証明されているが，日本人小児におけるシスタチンCによるGFR推算式がないため，高値をとった場合の腎障害の程度の把握が難しい。今後の研究成果が待たれるところである。

生化学検査

UA [尿酸]

uric acid

尿酸はプリン体の最終産物である。尿酸値は産生量と排泄量のバランスにより決定される。産生は食事中のプリン量，体内の核酸合成量，salvage経路の機能に依存し，排泄は腎臓および消化管による。尿細管で尿酸は排泄，分泌および再吸収される。

国立成育医療研究センター　酵素法（ウリカーゼPOD法）

■ 小児の基準値

単位　mg/dL

年齢	男 下限値	男 上限値	女 下限値	女 上限値	年齢	男 下限値	男 上限値	女 下限値	女 上限値
0カ月	1.80	5.30	1.80	5.30	5歳	2.60	6.40	2.60	6.15
1カ月	1.98	5.60	1.98	5.60	6歳	2.60	6.45	2.60	6.10
2カ月	2.20	5.80	2.20	5.80	7歳	2.60	6.50	2.60	6.10
3カ月	2.30	5.90	2.30	5.90	8歳	2.60	6.55	2.65	6.10
4カ月	2.40	6.00	2.40	6.00	9歳	2.70	6.60	2.70	6.10
5カ月	2.45	6.10	2.45	6.10	10歳	2.80	6.70	2.75	6.15
6カ月	2.50	6.20	2.50	6.20	11歳	2.90	6.80	2.80	6.20
7カ月	2.51	6.30	2.51	6.30	12歳	3.00	7.00	2.85	6.25
8カ月	2.55	6.35	2.55	6.35	13歳	3.20	7.30	2.87	6.30
9カ月	2.60	6.40	2.60	6.40	14歳	3.40	7.50	2.90	6.32
10カ月	2.65	6.50	2.65	6.50	15歳	3.60	7.60	2.90	6.35
11カ月	2.70	6.60	2.70	6.60	16歳	3.70	7.65	2.90	6.40
1歳	2.60	6.50	2.60	6.40	17歳	3.80	7.70	2.90	6.45
2歳	2.60	6.40	2.55	6.30	18歳	3.90	7.75	2.90	6.50
3歳	2.60	6.40	2.60	6.25	19歳	3.90	7.80	2.90	6.50
4歳	2.60	6.40	2.60	6.20	20歳	3.90	7.80	2.90	6.50

■ 成人の基準値

男　3.7〜7.0　女　2.5〜7.0（mg/dL）

■ 上限・下限を超える場合に考慮すべき疾患など

> ⬆ 脱水，痛風，腎不全，白血病などの血液腫瘍，Lesch-Nyhan症候群，薬剤（サイアザイド，フロセミド，サリチル酸，エタンブトール，ピラジナミド，ミゾリビン，シクロスポリン）
> ⬇ 先天性腎性低尿酸血症，尿細管障害（Fanconi症候群，Wilson病，重金属中毒），重症肝不全，キサンチン尿症

小児において，尿酸値が上昇する原因のほとんどは脱水である。腎不全でも尿酸値は上昇するが，同時に測定されることの多い血清Crは年齢と性別により基準値が異なる点に注意する。さらに，尿酸は核酸の最終分解産物であり，核酸合成が異常亢進する白血病，悪性リンパ腫などの血液疾患でも上昇する。また，尿酸値を増加させる薬剤としては，利尿薬，免疫抑制薬，抗結核薬などがある。

尿酸値が低下する病態は少ない。先天性腎性低尿酸血症はURAT1遺伝子の異常によるが，年長児以降に運動後に急性腎不全をきたすことがある。また，Fanconi症候群，Wilson病などの尿細管障害をきたす疾患では，尿酸の再吸収障害により低値を示すことがある。また，尿酸は肝臓で産生されるために，重症肝不全でも低値を示す。

■ 検査値に影響を与える主な薬剤

上昇 重大な副作用として添付文書上に腫瘍崩壊症候群の記載がある抗腫瘍薬のほか，免疫抑制薬，生物学的製剤など多岐にわたる。

> **note**
>
> ● Lesch-Nyhan症候群は，伴性劣性の遺伝形式をとる先天性プリン代謝異常症である。精神運動発達遅滞，アテトーゼ様運動，自傷行為，高尿酸血症を特徴とする。高尿酸尿により腎結石，水腎症，腎機能障害をきたす。有名だがきわめてまれな疾患である。

尿中生化学検査

腎機能の評価に関連する検査項目について解説する。

■ β_2ミクログロブリン（β_2MG）

β_2MGは，分子量11,800Daの低分子蛋白で，腎糸球体で濾過されて，そのほとんどが近位尿細管で再吸収される。尿細管障害があると尿中排泄量が増加する（尿細管性蛋白尿）。

上部尿路感染症，急性尿細管壊死（造影剤や薬剤性など），間質性腎炎，Fanconi症候群，特発性尿細管性蛋白尿症，移植腎，低形成腎など尿細管障害をきたすあらゆる腎疾患で高値をとり，疾患特異性はない。糸球体機能低下時（慢性腎不全など）も，血中β_2MGが高値となるため，結果的に尿濃度も高値となる。また，β_2MGは，高サイトカイン状態で産生が増加するため，感染症，腫瘍，自己免疫性疾患などでも尿中排泄量が増加する（腎前性増加）。

尿中β_2MGの基準値は通常300μg/Lくらいまであるが，新生児，特に未熟児では高値となり，1,000μg/L以上となっても病的意義をもたないことがある。

なお，pH 6.0以下の酸性下では失活するため，低値となるので注意が必要である。

■ α_1ミクログロブリン（α_1MG）

α_1MGは，分子量30,000Daの低分子蛋白で，尿細管障害時に尿中排泄量が増加する。病的意義はβ_2MGと同じである。

■ NAG（*N*-acetyl-β-D-glucosaminidase）

NAGは加水分解酵素の1つで，β_2MGやα_1MGと同じく尿細管障害時に増加する。主に腎近位尿細管上皮細胞のライソゾーム中に多く存在し，尿細管細胞が障害されると，細胞透過性の亢進，壊死細胞から

の逸脱により尿中NAGが増加する。本マーカーは，β_2MGと異なり腎前性増加はないが，β_2MGよりも感度が低い。

■ 尿蛋白

尿蛋白の定量値そのものは尿の濃さにより影響を受けてしまうため，尿蛋白の評価は尿蛋白/クレアチニン（Cr）比で行うのがよい。有意な蛋白尿は，尿蛋白/クレアチニン比 0.2以上である。早朝尿と昼間尿を比較することで，起立性蛋白尿を診断することができる。

■ 尿中Na

FENa（Na排泄率）が乏尿の部位診断（腎前性か腎性）に広く使用されている。

FENa = Naクリアランス/Crクリアランス× 100(%)

■ 尿中K

FEK（K排泄率）やTTKG（transtubular potassium concentration gradient）などが，高Kや低Kの鑑別に用いられる。

FEK = Kクリアランス/Crクリアランス× 100(%)

■ 尿中Ca

Ca/Cr比が高Ca尿症の有無の評価に用いられる。

■ 尿中P

%TRP（リン再吸収率, 1 - FEP）が，低P血症の鑑別に有用である。

■ 尿酸

FEUA（尿酸排泄率，基準値6～12%）が，尿細管における尿酸の再吸収障害の診断に有用である。

FEUA = UAクリアランス/Crクリアランス× 100(%)

TC[総コレステロール]・HDL-C[HDL-コレステロール]・LDL-C[LDL-コレステロール]

total cholesterol・high density lipoprotein cholesterol・
low density lipoprotein cholesterol

コレステロールは細胞膜の形成のため，またステロイドホルモンや胆汁酸の材料として不可欠な成分である。

血漿中のコレステロールは，他の多くの脂質と同様にリポ蛋白として存在し，主にLDLとHDLに含まれている。コレステロールが増減する疾患を診断する糸口とするだけでなく，むしろ動脈硬化の危険因子として正しく評価することが臨床的に大きな意義を持つ。

国立成育医療研究センター　コレステロール酸化酵素法

■ TCの小児の基準値

単位 mg/dL

年齢	男女とも	
	下限値	上限値
0カ月	109	218
1カ月	113	225
2カ月	115	227
3カ月	118	230
4カ月	120	232
5カ月	122	235
6カ月	124	238
7カ月	125	240
8カ月	127	241
9カ月	128	243
10カ月	128	244
11カ月	128	245
1歳	126	247
2歳	125	247
3歳	125	240
4歳	125	235
5～20歳	125	230

TCは乳児期に低値をとるが，母乳栄養児では高値を認め断乳後正常化する場合がまれにある。1歳以上では変化が少ない。LDL-C基準値＜170mg/dL，HDL-C基準値＞40mg/dL。

American Academy of Pediatricsによる心血管リスク軽減のガイドライン（Pediatrics 128：128-213, 2011）では右ページの通り。

	TC	LDL-C
許容（＜75パーセンタイル）	＜170mg/dL	＜110mg/dL
境界（75～95パーセンタイル）	170～199mg/dL	110～129mg/dL
上昇（＞95パーセンタイル）	＞200mg/dL	＞130mg/dL
薬剤治療の推奨基準 （10歳以上）	他に心血管リスクなし 他に心血管リスクあり 糖尿病，末期慢性腎不全， 川崎病後の冠動脈瘤	＞190mg/dL（食事療法後） ＞160mg/dL（食事療法後） ≧130mg/dL

■ **成人の基準値**（コレステロール脱水素酵素法［UV法］）

男女とも　TC：150～219（mg/dL）

日本動脈硬化学会による「動脈硬化性疾患予防ガイドライン2013」の脂質異常症の診断基準（空腹時採血）では，LDL-C：140mg/dL以上で高LDL-C血症，120～139mg/dLで境界域，高LDL-C血症，HDL-C：40mg/dL未満で低HDL-C血症。

■ **上限・下限を超える場合に考慮すべき疾患など**

> ⬆ （TC）家族性高コレステロール血症，糖尿病，甲状腺機能低下症，ネフローゼ症候群
> ⬇ （TC）肝硬変，甲状腺中毒症

■ **検査値に影響を与える主な薬剤**

上昇　抗凝固薬，抗真菌・抗ウイルス薬，抗精神病薬，骨粗鬆症用薬，糖尿病用薬，卵胞・黄体ホルモン，成長ホルモン，リュープリン
異常　抗菌薬，消化器用薬，循環器用薬，免疫抑制薬（↓）

note

- HDL-Cは末梢から肝臓にコレステロールを運搬する機能を有し，血管壁など末梢臓器の細胞表面に現れたコレステロールを取り込んで運び去るので，これが低値であると虚血性心疾患や脳梗塞の発症率が高まる。
- LDL-Cは肝臓から末梢へのコレステロールの運搬を担うので，これが高値であるとコレステロールが沈着した血管壁にさらにコレステロールを運ぶことになり，心血管疾患を増加させるリスクとなる。

生化学検査

T-Bil [総ビリルビン]

total bilirubin

ビリルビンは,ヘム蛋白(主にヘモグロビン)の分解産物である。赤血球が脾臓,骨髄などで崩壊して生じたビリルビンは,間接ビリルビンとして血中に放出され,肝でグルクロン酸抱合をうけて直接ビリルビンになり,胆汁として腸管内に分泌される。

国立成育医療研究センター　酵素法

■ 小児の基準値

単位　mg/dL

年齢	男女とも	
	下限値	上限値
0カ月	0.40	3.20
1カ月	0.25	2.30
2カ月	0.15	1.35
3カ月	0.13	0.80
4カ月	0.12	0.62
5カ月	0.11	0.60
6カ月	0.11	0.59
7カ月	0.11	0.59
8カ月	0.11	0.59
9カ月	0.12	0.59
10カ月	0.13	0.59
11カ月	0.14	0.59
1歳	0.16	0.67
2歳	0.23	0.80
3歳	0.25	0.85
4歳	0.25	0.85

年齢	男女とも	
	下限値	上限値
5歳	0.25	0.85
6歳	0.25	0.85
7歳	0.25	0.85
8歳	0.25	0.85
9歳	0.25	0.90
10歳	0.25	0.95
11歳	0.25	1.00
12歳	0.25	1.10
13歳	0.25	1.20
14歳	0.25	1.25
15歳	0.25	1.30
16歳	0.25	1.35
17歳	0.25	1.40
18歳	0.25	1.40
19歳	0.25	1.40
20歳	0.25	1.40

■ 成人の基準値 (化学酸化法)

男女とも　0.3〜1.2 (mg/dL)

■ 上限・下限を超える場合に考慮すべき疾患など

⬆ 肝炎,肝硬変,新生児黄疸,胆道閉鎖症,溶血性貧血,Dubin-Johnson症候群,Rotor症候群,Gilbert症候群,Crigler-Najjar症候群,Lucey-Driscoll症候群

総ビリルビンが異常高値であれば,ビリルビン分画も調べる必要がある。

直接ビリルビン優位の増加(直接ビリルビンが総ビリルビンの50%以上)は,肝細胞障害,肝内胆汁うっ滞,閉塞性黄疸,体質性黄疸の可能性がある。

間接ビリルビン優位の増加(直接ビリルビンが総ビリルビンの20%以内)は,体内でのビリルビン産生過剰あるいは肝臓での抱合異常を反映する。ビリルビン産生が亢進する病態としては,溶血性貧血,骨髄での無効造血の反映によるシャント高ビリルビン血症がある。

■ 検査値に影響を与える主な薬剤

上昇 抗アレルギー薬,消化器用薬,抗菌・抗ウイルス薬,循環器用薬,泌尿器科用薬,糖尿病薬,TPN,免疫抑制薬,造影剤,ドボネックス軟膏,モービック

異常 抗精神病薬,抗腫瘍薬

> note
> ● 新生児期の生理的黄疸に対しては,施設ごとに基準を設け,光線療法や交換輸血を行っている。2週間以上黄疸が続くものを遷延性黄疸といい,ほとんどは母乳性黄疸であるが,まれに胆道閉鎖症であることがあるので注意が必要である。胆道閉鎖症の診断には白色便,直接ビリルビンの上昇が役立つ。

血　糖

blood glucose

血糖とは血漿中のD-グルコース（ブドウ糖）の濃度を指す。ブドウ糖はすべての細胞のエネルギー源となっており，特に脳細胞の生存と機能のためには必須の物質である。血糖の濃度調節は他の栄養素と比べてより精密に行われている。

■ 小児の基準値（ヘキソキナーゼUV法）

高値（糖尿病の疑い）に対する判定には，成人の基準値と同じ値を用いて判定する。

低値側では新生児30mg/dL未満，小児40mg/dL未満の場合に低血糖（確実例）と判定する。

■ 成人の基準値（科学的根拠に基づく糖尿病診療ガイドライン 2013）

空腹時血糖（静脈血漿値）：110mg/dL未満を正常域，126mg/dL以上を糖尿病域とする。糖尿病の診断は，75gOGTT2時間値，HbA1c，または典型的症状との組み合わせにより行う。

随時血糖：200mg/dL以上を糖尿病域とする。

■ 上限を超える場合に考慮すべき疾患など

高血糖は，急激なブドウ糖の投与による医原性のものを除けば，血糖を下げる唯一の内分泌調節系であるインスリン作用の不足が考えられる。すなわち，糖尿病（さまざまな病因がありうる）がその主たる病態である。一過性の高血糖の場合には，感染症などにおけるインスリン抵抗性や，薬剤に関連するものとして糖質コルチコイドやL-アスパラギナーゼなどによるものが考えられる。

■ 下限を超える場合に考慮すべき疾患など

　小児では，長い絶食に伴って低血糖を起こしやすいが，ブドウ糖の投与により容易に改善する。一方，重症または反復する低血糖の原因は，年齢により頻度が異なり，乳児ではインスリン過剰症，幼児ではケトン性低血糖が多い。重症GH分泌不全や急性副腎不全といった血糖を維持するホルモンの不足や，糖原病などのグルコースの供給の障害も低血糖の原因となる。

■ 検査値に影響を与える主な薬剤

　重大な副作用として添付文書上に載っている薬剤だけでも以下の通り多岐にわたる。

上昇　呼吸器用薬，抗ウイルス薬，高脂血症用薬，免疫抑制薬，抗腫瘍薬，インターフェロン，TPN

低下　オラペネム，トミロン，フロモックス，メイアクトなどピボキシル基を有する抗菌薬（低カルニチン血症に伴う低血糖），糖尿病用薬，抗菌・抗真菌薬，経腸栄養剤，インドメタシン，チアマゾール（インスリン自己免疫症候群），エフピー，オペプリム，グルカゴン，リリカ

異常　抗精神病薬，循環器用薬

> note
>
> - 低血糖ではブドウ糖の投与を最優先すべきである。しかし，低血糖の原因が不明な場合には，血液ガス分析や血清保存（インスリン測定など）のための採血を，可能な限り治療開始前に行う。

生化学検査

HbA1c

hemoglobin A1c

HbAのβ鎖にグルコースの結合(糖化)が起こっている割合をHPLCで測定する。過去1〜2カ月間の高血糖状態を反映して高値を示すので,1回の測定で高血糖の一般的な動向を知ることができる。

■ **小児の基準値** (LA法 [ラテックス凝集法])

成人の基準値と同じ値を用いて判定する。ただしHbFが血液中に多く存在する新生児期はHbA1cが低く出るため注意を要する。

■ **成人の基準値** (LA法 [ラテックス凝集法])

男女とも　4.6〜6.2% (NGSP) (JDS4.3〜5.8%,後述のnote参照)

■ **上限を超える場合に考慮すべき疾患など**

HbA1c (NGSPが6.5%以上で糖尿病型と判定する。他に①早朝空腹時血糖値126mg/dL以上,②75gOGTT(小児ではブドウ糖負荷1.75g/kg)で2時間値200mg/dL以上,③随時血糖値200mg/dL以上,のいずれかが確認された場合は糖尿病と診断する。またHbA1cは糖尿病のコントロールの指標に用いるが,HbA1c (NGSP) ①優6.2未満,②良6.2〜6.9未満,③可:不十分6.9〜7.4未満,不良7.4〜8.4未満,④不可8.4以上で判断する。

■ **下限を超える場合に考慮すべき疾患など**

高インスリン血性低血糖症など持続する低血糖を認める場合は低くなるが,糖尿病治療中に高血糖と低血糖を繰り返し認める場合などでは低血糖の頻度の指標にはならない。また,平均血糖値との間に乖離があるときは,表にある疾患に注意する。

表 HbA1c値と平均血糖値の間に乖離があるとき

HbA1c値が高め	HbA1c値が低め	どちらにもなりうるもの
・急速に改善した糖尿病 ・鉄欠乏状態	・急激に発症・増悪した糖尿病 ・溶血（赤血球寿命↓） ・失血後（赤血球生成↑），輸血 ・エリスロポエチンで治療中の腎性貧血 ・肝硬変	・異常ヘモグロビン症

■ 検査値に影響を与える主な薬剤

上昇　リピトール，カデュエット，ミリプラ

> note
>
> ● HbA1cは，国際的に糖尿病治療上の重要な指標として汎用されているがこれまで国内で用いられていたJapan Diabetes Society（JDS）値と，海外で用いられているNational Glycohemolobin Standardization Program（NGSP）値と約0.4％の乖離が指摘されていた。そこで2012年4月以降国内においてもNGSP値を標準とし，「HbA1c（NGSP）」と表記し，従来のJDS値は「HbA1c（JDS）」と表記することとした。JDS値からNGSP値へはNGSP値（％）＝JDS値（％）×1.02＋0.25％で換算する。この換算式で計算すると以下のようになる。
> ①JDS値で4.9％以下：NGSP値（％）＝JDS値（％）＋0.3％
> ②JDS値で5.0～9.9％：NGSP値（％）＝JDS値（％）＋0.4％
> ③JDS値で10.0～14.9％：NGSP値（％）＝JDS値（％）＋0.5％

生化学検査

Na [ナトリウム]

sodium/natrium

　細胞外液のうち最大の陽イオンであり，全体の90％を占める。血漿浸透圧はほぼNa濃度により決定される。

　Naは細胞内外を自由に通過できず，そのため細胞外液量はNaにより維持されている。Na負荷により細胞外液量が増加し，血清Na値は正常範囲に保たれる。そのため血清Na値は，体内のNa絶対量と比例しない。

国立成育医療研究センター　　イオン選択電極（希釈）法

■ 小児の基準値

単位　mEq/L

年　齢	男女とも		年　齢	男女とも	
	下限値	上限値		下限値	上限値
0カ月	134.9	142.7	5歳	136.3	144.0
1カ月	134.9	142.8	6歳	136.5	144.0
2カ月	134.9	142.8	7歳	136.8	144.0
3カ月	134.9	142.8	8歳	137.0	144.0
4カ月	134.9	142.8	9歳	137.3	144.0
5カ月	134.9	142.9	10歳	137.7	144.0
6カ月	134.9	142.9	11歳	138.0	144.0
7カ月	134.9	142.9	12歳	138.0	144.0
8カ月	134.9	143.0	13歳	138.0	144.0
9カ月	135.0	143.0	14歳	138.0	144.0
10カ月	135.0	143.0	15歳	138.0	144.0
11カ月	135.0	143.0	16歳	138.0	144.0
1歳	135.0	143.0	17歳	138.0	144.0
2歳	135.3	143.3	18歳	138.0	144.0
3歳	135.8	143.5	19歳	138.0	144.0
4歳	136.0	143.8	20歳	138.0	144.0

■ 成人の基準値（電極法）

男女とも　　136〜147（mEq/L）

■ 上限・下限を超える場合に考慮すべき疾患など

⬆ 高Na血症
⬇ 低Na血症

高Na血症は以下の場合に生じる。①Na喪失を上回る量の水分喪失：下痢・嘔吐に伴う高張性脱水，不感蒸泄の増加，尿崩症（中枢性，腎性），浸透圧利尿（高血糖，マンニトール），本態性高Na血症（浸透圧受容体障害，口渇中枢障害などによる）など。②Na再吸収亢進：原発性アルドステロン症やCushing症候群など。③Na過剰投与：炭酸水素Na（メイロン等）投与のほか，食塩の過剰摂取，醤油誤飲など。

低Na血症は以下の場合に生じる。①水分喪失を上回る量のNa喪失：利尿薬の投与，アルドステロン低値（Addison病，副腎不全），脳性塩類喪失症候群（cerebral salt wasting syndrome：CSWS），Na喪失性腎炎，原発性偽性低アルドステロン症，続発性偽性低アルドステロン症（閉塞性腎症，腎移植後，ループス腎炎，急性尿細管壊死の回復期など），2型Bartter症候群（新生児期のみ），嘔吐，下痢，膵炎，熱傷，イレウスなど。②水分過剰：SIADH，過剰な低張液輸液（医原性低Na血症），水中毒，甲状腺機能低下症，ネフローゼ症候群，肝硬変，心不全，腎不全など。

■ 検査値に影響を与える主な薬剤

重大な副作用として添付文書上に載っている薬剤だけでも以下の通り多岐にわたる。

上昇 偽アルドステロン症の副作用（甘草を含む漢方薬）など
低下 SIADHの副作用（抗腫瘍薬，抗精神病薬，抗てんかん薬，循環器用薬など）など

note

- 血清を分離せずに保存した検体では，Naの赤血球内への移行により血清Na値は低下する。冷蔵庫内で保存した際に起こりやすいとされる。
- 高Naの急激な補正は脳浮腫，低Naの急激な補正は中心橋脱髄を発症する可能性があり注意が必要である。

Cl [クロール]

chlorine

細胞外液のうち最大の陰イオンであり，全体の60%を占める。次に多いのが重炭酸イオンで全体の15%を占める。Naが上昇または重炭酸イオンが減少する病態で高Cl血症を認め，Naが低下または重炭酸イオンやその他の陰イオンが増加する病態で低Cl血症を認める。

国立成育医療研究センター　イオン選択電極（希釈）法

■ 小児の基準値

単位　mEq/L

年齢	男女とも		年齢	男女とも	
	下限値	上限値		下限値	上限値
0カ月	101.2	110.9	5歳	101.0	110.0
1カ月	101.1	110.8	6歳	101.0	110.0
2カ月	101.0	110.7	7歳	101.0	109.8
3カ月	101.0	110.6	8歳	101.3	109.5
4カ月	100.9	110.5	9歳	101.7	109.3
5カ月	100.9	110.4	10歳	102.0	109.0
6カ月	100.8	110.3	11歳	102.0	109.0
7カ月	100.7	110.2	12歳	102.0	109.0
8カ月	100.6	110.2	13歳	102.0	109.0
9カ月	100.6	110.2	14歳	102.0	109.0
10カ月	100.5	110.2	15歳	102.0	109.0
11カ月	100.6	110.2	16歳	102.0	109.0
1歳	100.8	110.2	17歳	102.0	109.0
2歳	101.0	110.0	18歳	102.0	109.0
3歳	101.0	110.0	19歳	102.0	109.0
4歳	101.0	110.0	20歳	102.0	109.0

■ 成人の基準値（電極法）

男女とも　98〜109（mEq/L）

■ 上限・下限を超える場合に考慮すべき疾患など

⬆ 高Cl血症
⬇ 低Cl血症

高Cl血症は以下の場合に生じる。①高Na血症に伴う場合：高Na血症の項p.71を参照，②重炭酸イオン低下に伴う場合：anion gap正常の代謝性アシドーシス（下痢，尿細管性アシドーシス，塩類喪失型副腎性器症候群，アセタゾラミドなど炭酸脱水酵素阻害剤投与など）。

低Cl血症は以下の場合に生じる。①低Na血症に伴う場合：低Na血症の項p.71を参照，②重炭酸イオン増加に伴う場合：代謝性アルカローシス（頻回の嘔吐，胃液の持続吸引，先天性クロール下痢症，Bartter症候群，Gitelman症候群，ミルクアルカリ症候群），呼吸性アシドーシス，重炭酸イオン（メイロン）投与，輸血（クエン酸），③その他の陰イオン増加に伴う場合：anion gapが増加する代謝性アシドーシス（糖尿病性ケトアシドーシス，乳酸アシドーシス，腎不全，メタノール中毒，サリチル酸中毒など）。

■ 検査値に影響を与える主な薬剤

上昇 プログラフ，オムニスキャン
低下 循環器用薬，成長ホルモン，インターフェロン，生物学的製剤，セルセプト
異常 利尿薬，抗腫瘍薬，抗菌・抗真菌・抗ウイルス薬，消化器用薬，抗精神病薬，アンカロン，テリボン，トピナ

> note
> ● 血清を分離せずに保存した検体でも，Na値のような異常は起こらない。

K [カリウム]

potassium/kalium

Kは細胞内液の主要な陽イオンである。体内のKのうち、98%は細胞内に存在し、残りの2%のみが細胞外液中に存在する。血清K値はKの摂取量、腎および腸管からの排泄量、細胞内外のKの移動の3つの要因により変動する。

国立成育医療研究センター　イオン選択電極（希釈）法

■ 小児の基準値

単位　mEq/L

年齢	男女とも		年齢	男女とも	
	下限値	上限値		下限値	上限値
0カ月	4.08	6.02	5歳	3.60	4.70
1カ月	4.20	5.90	6歳	3.60	4.70
2カ月	4.18	5.72	7歳	3.60	4.70
3カ月	4.10	5.60	8歳	3.60	4.70
4カ月	4.02	5.53	9歳	3.60	4.70
5カ月	4.00	5.45	10歳	3.60	4.70
6カ月	3.95	5.40	11歳	3.60	4.70
7カ月	3.90	5.33	12歳	3.60	4.70
8カ月	3.85	5.25	13歳	3.62	4.70
9カ月	3.83	5.20	14歳	3.68	4.70
10カ月	3.80	5.10	15歳	3.70	4.70
11カ月	3.75	5.08	16歳	3.70	4.70
1歳	3.64	5.05	17歳	3.70	4.70
2歳	3.60	4.90	18歳	3.70	4.70
3歳	3.60	4.80	19歳	3.70	4.70
4歳	3.60	4.75	20歳	3.70	4.70

■ 成人の基準値（電極法）

男女とも　3.6〜5.0（mEq/L）

■ 上限・下限を超える場合に考慮すべき疾患など

🔼 高K血症　🔽 低K血症

　高K血症は以下の場合に生じる。①**K負荷**：外因性（輸血，K製剤の大量輸液または経口投与），内因性（横紋筋融解症，筋挫滅，血管内溶血，外傷，熱傷，消化管出血），②**K排泄の低下**：腎不全，アルドステロン欠乏状態（副腎皮質過形成，Addison病），薬剤性（NSAIDs，ACE阻害薬，アンジオテンシン受容体拮抗薬，スピロノラクトン，シクロスポリン，ヘパリン，ガベキサートメシル酸塩など），偽性低アルドステロン症（原発性および閉塞性腎炎，腎移植後，ループス腎炎，急性尿細管壊死の回復期などに伴う続発性），2型Bartter症候群（新生児期のみ），③**細胞内からのKの移動**：アシドーシス，インスリン欠乏，βブロッカー，ジギタリス中毒など，④**偽性高K血症**：白血球増多，血小板増多，駆血による溶血，採血後の溶血，家族性偽性高K血症。

　低K血症は以下の場合に生じる。①**K摂取不足**：飢餓，神経性食思不振症，②腎からの**排泄亢進**：薬剤性（フロセミド，サイアザイド投与，ステロイドホルモンによる鉱質コルチコイド作用，グリチルリチン，ゲンタマイシン，シスプラチンなど），先天性尿細管障害（尿細管性アシドーシス，Bartter症候群，Gitelman症候群，Liddle症候群），高アルドステロンに伴う病態（腎血管性高血圧，レニン産生腫瘍，原発性アルドステロン症，Cushing症候群，11βヒドロキシラーゼ欠損症），③**消化管からの喪失**：下痢，下剤乱用，吸収不良症候群，④**細胞内へのKの移動**：インスリン投与，アルカローシス，β₂刺激薬の投与あるいは吸入後，低K血症性周期性四肢麻痺など。

■ 検査値に影響を与える主な薬剤

低下　上記の薬剤のほか，甘草（グリチルリチンが主成分）を含む漢方薬の添付文書には，重大な副作用として偽性アルドステロン症による低カリウム血症が記載されている。

Ca [カルシウム]

calcium

Caは，細胞の興奮や膜の能動輸送などに必要不可欠な物質である。40〜50%がアルブミンに結合しており，フリーのイオン化Caが生体活性を有する。副甲状腺ホルモンやビタミンDなどが調節因子だが，常にリンと併せて評価する必要がある。血清アルブミンや酸塩基バランスに影響を受けるので注意が必要である。

国立成育医療研究センター　OCPC法

■ 小児の基準値

単位　mg/dL

年齢	男女とも 下限値	男女とも 上限値	年齢	男女とも 下限値	男女とも 上限値
0カ月	9.00	11.02	5歳	8.74	10.24
1カ月	9.00	11.01	6歳	8.73	10.23
2カ月	8.99	11.00	7歳	8.73	10.20
3カ月	8.98	10.99	8歳	8.73	10.18
4カ月	8.98	10.98	9歳	8.73	10.14
5カ月	8.98	10.97	10歳	8.73	10.13
6カ月	8.98	10.97	11歳	8.72	10.10
7カ月	8.97	10.95	12歳	8.72	10.08
8カ月	8.95	10.93	13歳	8.72	10.05
9カ月	8.93	10.90	14歳	8.72	10.05
10カ月	8.91	10.89	15歳	8.72	10.03
11カ月	8.87	10.84	16歳	8.72	10.03
1歳	8.81	10.64	17歳	8.72	10.03
2歳	8.79	10.45	18歳	8.70	10.03
3歳	8.77	10.32	19歳	8.70	10.03
4歳	8.75	10.28	20歳	8.70	10.03

■ 成人の基準値 (アルセナゾⅢ法)

男女とも　8.5〜10.2（mg/dL）

■ 上限・下限を超える場合に考慮すべき疾患など

⬆ 副甲状腺機能亢進症，甲状腺機能亢進症，骨からの遊離，悪性腫瘍，サルコイドーシス，Williams症候群

⬇ 副甲状腺機能低下症，偽性副甲状腺機能低下症，ビタミンD作用の障害，慢性腎不全，尿細管障害，高リン血症

上限を超える場合は，ホルモンの異常（副甲状腺機能亢進症，甲状腺機能亢進症），薬剤性（ビタミンD，サイアザイド系利尿薬），骨からの遊離（骨折，長期臥床などによる低回転骨，腫瘍の骨転移），悪性腫瘍，サルコイドーシス，Williams症候群などを鑑別する。

下限を下回る場合は，副甲状腺機能低下症（特発性，術後性），偽性副甲状腺機能低下症（Albright症候群），ビタミンD作用の障害（ビタミンD摂取不足，ビタミンD依存症Ⅰ型・Ⅱ型），慢性腎不全，尿細管障害，高リン血症，Ca摂取不足，薬剤性（シスプラチン，クエン酸など）などを鑑別する。新生児では，仮死，母体が糖尿病や副甲状腺機能亢進症の場合などでも起こりうる。

■ 検査値に影響を与える主な薬剤（重大な副作用欄の記載のみ）

上昇 ビタミンD，リーマス，ホーネル　低下 ビスホスホネート製剤，カルシトニン製剤，クリノリル，ツベラクチン，ビジクリア，レグパラ，短時間の大量輸血（クエン酸による）　異常 抗腫瘍薬

> note
> - Caは40〜50%がアルブミンを主とする血清蛋白と結合しており，アルブミンが低下すると見かけ上の低Ca血症を生ずる。血清アルブミンが4g/dL未満の場合には，補正Ca値(mg/dL)＝Ca実測値(mg/dL)－血清アルブミン値(g/dL)＋4.0で補正する。
> - アルカローシスになると，Caとアルブミンの結合率が増加し，イオン化Caが減少するため，低Ca血症の症状を呈することがある。

IP [無機リン]

inorganic phosphorus

Pは，P脂質を中心とする有機Pと無機P（IP）から構成され，臨床検査上測定されるのはIPである。Caとともに，副甲状腺ホルモンをはじめとする液性因子による腸管，骨，腎での吸収，排泄で調節されており，血清レベルの決定には近位尿細管でのP再吸収が最も重要である。

国立成育医療研究センター　酵素法

■ 小児の基準値

単位　mg/dL

年齢	男女とも 下限値	男女とも 上限値	年齢	男女とも 下限値	男女とも 上限値
0カ月	5.00	7.70	5歳	3.90	5.80
1カ月	4.80	7.50	6歳	3.90	5.80
2カ月	4.60	7.30	7歳	3.90	5.80
3カ月	4.48	7.10	8歳	3.85	5.80
4カ月	4.38	6.95	9歳	3.80	5.80
5カ月	4.27	6.80	10歳	3.75	5.80
6カ月	4.18	6.70	11歳	3.70	5.80
7カ月	4.10	6.63	12歳	3.60	5.80
8カ月	4.01	6.58	13歳	3.50	5.80
9カ月	3.95	6.50	14歳	3.33	5.70
10カ月	3.90	6.41	15歳	3.20	5.50
11カ月	3.90	6.40	16歳	3.08	5.30
1歳	3.86	6.23	17歳	2.90	5.10
2歳	3.80	6.00	18歳	2.80	4.90
3歳	3.80	5.90	19歳	2.80	4.80
4歳	3.85	5.80	20歳	2.80	4.70

■ 成人の基準値 （モリブデン酸直接法）

男女とも　2.4〜4.3（mg/dL）

■ 上限・下限を超える場合に考慮すべき疾患など

⬆ 慢性腎不全,副甲状腺機能低下症,横紋筋融解症,腫瘍崩壊症候群,挫滅症候群,溶血

⬇ くる病,骨軟化症,Fanconi症候群,原発性副甲状腺機能亢進症,アルカローシス,糖尿病,高カロリー輸液,腸管での吸収低下

　上限を超える場合は,腎からの排泄障害(慢性腎不全,副甲状腺機能低下症),細胞の崩壊(横紋筋融解症,腫瘍崩壊症候群,挫滅症候群,溶血),薬剤性(ビタミンD)などを鑑別する。

　下限を下回る場合は,腎からの排泄亢進(くる病,骨軟化症,家族性低リン血症性ビタミンD抵抗性くる病,Fanconi症候群,原発性副甲状腺機能亢進症),細胞内への移動(アルカローシス,糖尿病,高カロリー輸液),腸管でのP吸収の低下(ビタミンD欠乏,吸収不良症候群)などを鑑別する。

■ 検査値に影響を与える主な薬剤

上昇　成長ホルモン,オキサロール,グルカゴン,ダイドロネル
低下　抗てんかん薬,フェノバルビタール含有薬など

アムビゾーム:PHOSm試薬による無機リン検査で偽高値を呈するとの報告がある。

note

- 尿細管P再吸収率(%TRP)は以下の式で定義され,近位尿細管におけるPの再吸収能の評価として有用である。低値(80%未満)は近位尿細管でのP再吸収の低下,すなわち副甲状腺機能亢進症やFanconi症候群,ビタミンD欠乏症を示唆する。

　　%TRP = [1 − (尿中P×血清Cr)/(尿中Cr×血清P)] × 100(%)

　異常値を認めた場合は,必ず血清Caや尿中Ca,Pを同時に測定し,そのパターンで病態を検討する必要がある。また,食事の影響を受けやすいので,注意が必要である。なお,溶血で高値をきたすことがあるので,長時間の検体放置は避けたほうがよい。

Fe [血清鉄]

iron/ferrum

鉄はヘモグロビンを構成する元素であり，貧血の鑑別に重要である。成人では鉄は体内に3～5g存在し，1／3がフェリチン等と結合して貯蔵され，2／3が赤血球中に存在する。血清鉄として測定されるものはわずか3mg程度で，すべて鉄輸送蛋白であるトランスフェリンと結合している。

日本公衆衛生協会　バソフェナンスロリン直接法

■ 小児の基準値

単位　μg/dL

年齢	男 下限値	男 上限値	女 下限値	女 上限値	年齢	男 下限値	男 上限値	女 下限値	女 上限値
1カ月	60	174	55	176	5歳	21	156	19	159
2カ月	28	118	26	139	6歳	21	159	20	163
3カ月	23	107	14	114	7歳	23	165	22	167
4カ月	24	109	13	110	8歳	24	169	23	170
5カ月	21	103	13	111	9歳	26	174	24	174
6カ月	20	100	12	109	10歳	27	180	25	177
7カ月	19	98	12	108	11歳	29	186	25	177
8カ月	19	98	11	107	12歳	31	193	26	177
9カ月	20	100	11	106	13歳	33	200	26	178
10カ月	21	103	11	107	14歳	35	206	25	175
11カ月	24	110	11	107	15歳	38	213	23	172
1歳	19	148	13	137	16歳	40	220	23	170
2歳	19	150	14	144	17歳	43	227	22	169
3歳	20	151	16	150	18歳			22	167
4歳	20	153	17	153					

■ 成人の基準値 (ニトロソ-PSAP法)

男　54～200　女　48～154　(μg/dL)

■ 上限・下限を超える場合に考慮すべき疾患など

⬆ 再生不良性貧血，赤芽球癆，急性白血病，巨赤芽球性貧血，鉄芽球性貧血，ヘモクロマトーシス，急性肝炎など
⬇ 鉄欠乏性貧血，潜在性鉄欠乏，感染症，真性多血症，悪性腫瘍，膠原病

　血清鉄が増加する要因としては，鉄の過剰，需要の低下，貯蔵鉄の放出がある。再生不良性貧血では，骨髄内造血能が低下して鉄が利用されなくなるため，血清鉄，フェリチンとも増加する。

　血清鉄が低下する要因としては鉄の摂取不足，出血などによる鉄の喪失，鉄需要の増大が考えられる。鉄欠乏性貧血では血清鉄は低下し，トランスフェリン合成は亢進し，フェリチンは低値をとる。また，真性多血症では鉄利用が増大するため，血清鉄，フェリチンとも低下する。

■ 検査値に影響を与える主な薬剤

上昇　ロイコプロール
低下　イーケプラ，コムタン，モービック，抗ウイルス薬，循環器用薬，抗リウマチ薬，抗腫瘍薬，リピトール，卵胞ホルモン・黄体ホルモン，造影剤
異常　インターフェロン，抗ウイルス薬，抗精神病薬
一部の造影剤：血清鉄および不飽和鉄結合能（UIBC）の検査値に投与後数日まで影響を及ぼすことがある。

> note
>
> ● 血清鉄は朝高く，夕に低下する日内変動がある。小児では男女とも成人よりも低値を示し，個人差は大きい。15歳を過ぎると女子が男子よりもやや低値をとる。

FER [フェリチン]

ferritin

フェリチンは分子量45万の巨大な鉄貯蔵蛋白で，特に肝，脾，膵，心，骨髄に多く分布する。血中にも微量のフェリチンが存在し，体内の鉄の貯蔵量を反映する。フェリチン1ng/mLが8mgの貯蔵鉄に相当するといわれる。感染症，悪性腫瘍などでは貯蔵鉄量に関係なく増加する。

日本公衆衛生協会　RIA（2抗体法）

■ 小児の基準値

単位　ng/mL

年　齢	男		女	
	下限値	上限値	下限値	上限値
1歳	7.4	86	7.8	113
2歳	7.8	90	7.7	112
3歳	8.1	94	7.6	111
4歳	8.5	97	7.4	109
5歳	8.9	101	7.1	107
6歳	9.1	103	6.6	102
7歳	9.1	104	6.2	99
8歳	9.1	104	5.9	96
9歳	9.1	104	5.7	94
10歳	8.7	99	5.1	88
11歳	8.6	99	4.7	84
12歳	8.7	99	4.3	81
13歳	8.6	98	3.7	74
14歳	8.5	97	3.2	68
15歳	8.8	101	2.9	65
16歳	9.7	110	2.8	63
17歳	11.4	126	2.7	62

■ 成人の基準値 (CLEIA)
男　39.4〜340　女　3.6〜114（ng/mL）

■ 上限・下限を超える場合に考慮すべき疾患など

> ⬆ 感染症，悪性腫瘍，白血病，炎症性疾患，肝炎，膵炎，血球貪食症候群，ランゲルハンス組織球症，ヘモクロマトーシス，ヘモジデローシス
> ⬇ 鉄欠乏性貧血，潜在性鉄欠乏

フェリチンはほぼ全組織に存在するが，特に肝や骨髄のマクロファージ中のフェリチンは鉄の供給源としてヘモグロビン合成に関わる。

フェリチンの上昇は，網内系への鉄貯留，肝炎などの細胞障害による血中への放出，悪性腫瘍でのフェリチン産生亢進などにより上昇する。マクロファージに多く含まれることから，血球貪食症候群，ランゲルハンス組織球症でフェリチンは高値をとる。

フェリチンの低下は，主に鉄欠乏で生じる。鉄欠乏性貧血に対して鉄剤による治療を行っている場合，血清鉄だけではなく，フェリチンの値も参考にしながら投与期間を検討する必要がある。

■ 検査値に影響を与える主な薬剤
上昇　ミレーナ
低下　アクテムラ
リゾビスト：血清フェリチンの検査値に投与後3週間以上影響を及ぼすことがある。

> note
> ● フェリチンの値は基準値に幅があるものの，小児では男女とも成人女性のレベルにとどまり，潜在的鉄欠乏状態にあることが示唆される。

尿中ヨード [ヨウ素, 沃度]

iodine

ヨード欠乏および過剰はいずれも甲状腺機能異常を起こす。人体に摂取されたヨードはほとんどが尿中に排泄されるため、尿中ヨード排泄量はヨード摂取状況を正確に反映し、甲状腺機能異常の診断に有用である。臨床的には甲状腺機能異常を認めるときに原因としてヨード摂取異常を疑う場合に測定する。

文献2)～4) 化学定量法（Sandell-Kolthoff反応を利用した比色定量法）の変法であるAPDA法[1]

■ 小児の基準値

新生児, 6～15歳の基準値[2-4]

単位 μg/L（μg/gCr）

	5パーセンタイル	25パーセンタイル	中央値	75パーセンタイル	95パーセンタイル
日齢0	26.4	61.8	109.0	177.8	371.6
日齢5	71.0	127.0	225.0	432.0	1660.0
日齢30	57.8	121.0	256.0	495.0	2516.0
6～12歳	92.5 (104.0)	173.5 (184.6)	281.6 (303.6)	555.4 (593.7)	3,400 (3,421)
12～15歳	59.7 (59.3)	131.5 (119.5)	230 (176.2)	364.5 (224)	1,783 (307)

Fuse Y, et al : Thyroid, 17 : 145-155, 2007
布施養善, 他：成長科学協会研究年報, 34：185-193, 2011
布施養善, 他：成長科学協会研究年報, 37, 2014

6～15歳の部分尿中ヨード濃度は性別, 年齢, 身長, 体重, BMI, 甲状腺容積と相関しない。

ヨード栄養状態の疫学的評価の国際基準

尿中ヨード濃度 中央値（μg/L）	ヨード摂取量	ヨード栄養状態
<20	不足	重度のヨード欠乏
20～49	不足	中等度のヨード欠乏
50～99	不足	軽度のヨード欠乏
100～199	適量	適切
200～299	適量以上	感受性のある群では甲状腺機能亢進症の危険
≧300	過剰	健康障害の危険（甲状腺機能亢進症，自己免疫性甲状腺疾患）

"μg/L"で表される部分尿中のヨード濃度の中央値は集団のヨード摂取状況を反映し，ヨード欠乏および過剰の判定に最も有効な指標である[5]。

■ 成人の基準値

日本人については設定がない。

■ 上限・下限を超える場合に考慮すべき疾患など

尿中ヨード排泄量の持続的な減少はヨード欠乏による甲状腺機能低下の場合，特に完全経腸栄養を行っている患者において報告されている。

妊娠中の母体が過剰な量のヨードを摂取すると胎児に甲状腺機能低下，甲状腺腫，新生児に一過性の甲状腺機能低下，高TSH血症を認めることがある。乳児においても授乳婦の過剰なヨード摂取によって甲状腺機能の異常を認める。ヨード摂取過剰の母子ともに尿中，母乳中ヨード排泄量は増加する。成人においては甲状腺中毒症のうちバセドウ病と無痛性甲状腺炎の鑑別に用いられる[6]。

■ 検査値に影響を与える主な薬剤

血漿蛋白結合ヨード（PBI）およびヨード摂取率の検査値に影響を及ぼすことがある：ヨードチンキ，ヨードホルム，ヨウ化カリウム，ジアグノグリーン

放射性ヨードによる検査に影響を及ぼすことがある：リピオドール，ガストログラフィン，ウログラフィン

放射性ヨードによる検査は投与前に実施する：ヘキサブリックス，イマジニール，ビジパーク，コンレイ，ビリスコピン，イソビスト，イオパミロン，プロスコープ，オムニパーク，オプチレイ，イオメロン

> **note**
> ● 日本にはヨード欠乏症は集団としては存在しない。ヨード摂取量には大きな変動があり，尿中ヨード排泄量は直近の食事に含まれるヨード量に影響されるので，尿中ヨード濃度には大きな変動がある。24時間蓄尿による尿中ヨード排泄量はヨード摂取量を正確に反映する。個人でのヨード摂取量を評価するためには連続した尿中ヨード濃度の測定が必要である。部分尿のクレアチニン補正したヨード濃度は成人では1日ヨード排泄量にほぼ等しいが，乳幼児，低栄養状態，腎機能障害がある場合は正確ではない。

文献

1) Ohashi T, et al：Simple microplate method for determination of urinary iodine. Clin Chem, 46：529-536, 2000
2) Fuse Y, et al：Smaller thyroid gland volume with high urinary iodine excretion in Japanese schoolchildren：Normative reference values in an iodine-sufficient area and comparison with the WHO/ICCIDD reference. Thyroid, 17：145-155, 2007
3) 布施養善, 他：日本人成人のヨウ素摂取量と甲状腺機能との関連について．成長科学協会研究年報, 34：185-193, 2011（http://www.fgs.or.jp/public/05/05.html）
4) 布施養善, 他：分娩周辺期のヨウ素代謝の母子間相関について．成長科学協会研究年報, 37, 2014（http://www.fgs.or.jp/public/05/05.html）
5) WHO/UNICEF/ICCIDD：Assessment of iodine deficiency disorders and monitoring their elimination, A guide for programme managers. 3rd ed. WHO Press, 2007
6) 紫芝良昌, 他：甲状腺中毒症患者における尿中ヨウ素測定法を用いたバセドウ病と無痛性甲状腺炎の鑑別診断．ホルモンと臨床, 50：629-640, 2002

3 免疫学的検査

CRP [C反応性蛋白]
C-reactive protein

肺炎球菌の菌体に含まれるC多糖体と反応する，206個のアミノ酸からなる分子量が約10,500Daの物質。炎症反応の際，最も早く出現する急性期の炎症マーカー。

日本公衆衛生協会（mg/dLに換算）　ネフェロメトリー

■ 小児の基準値

単位　mg/dL

年齢	男	女
	上限値	
1カ月	0.36	0.36
2カ月	0.51	0.51
3カ月	0.72	0.72
4カ月	0.87	0.87
5カ月	1.15	1.15
6カ月	1.41	1.41
7カ月	1.26	1.26
8カ月	1.23	1.23
9カ月	0.98	0.98
10カ月	0.83	0.83
11カ月	0.72	0.72
1歳	0.85	1.20
2歳	1.15	1.12
3歳	1.55	1.12
4歳	2.34	1.12
5歳	2.95	1.29
6歳	3.63	1.20
7歳	3.47	1.07
8歳	3.31	0.89
9歳	2.88	0.87
10歳	2.57	0.74
11歳	2.14	0.59
12歳	1.74	0.47
13歳	1.41	0.37
14歳	1.12	0.30
15歳	0.93	0.25
16歳	0.79	0.20
17歳	0.63	0.17
18歳	0.49	
19歳	0.39	

■ 成人の基準値（ラテックス免疫比濁法）

男女とも　0.30以下（mg/dL）

■ 上限・下限を超える場合に考慮すべき疾患など

⬆ 感染症,膠原病,血管炎,手術の際

　肺炎球菌がもつC多糖体と反応する物質で,急性期蛋白の1種であり,炎症状態の程度を示す鋭敏なマーカーである。急性感染症,組織障害で急速に上昇する。半減期は6〜19時間と報告により幅がある。急性感染症では赤沈よりも早期にかつ鋭敏に反応する。

■ 検査値に影響を与える主な薬剤

上昇　エクア,ギャバロン,ニューモバックス,フェブリク,ペンタサ,ユリーフ,インターフェロン製剤,抗凝固薬,抗菌・抗真菌・抗ウイルス薬,抗腫瘍薬,抗てんかん薬,G-CSF製剤,循環器用薬,成長ホルモン,生物学的製剤,免疫抑制薬,卵胞ホルモン・黄体ホルモン

note

- 炎症反応を敏感に反映するので,特に出生直後から数日間の新生児の感染症チェックのために1日2〜3回の検査も行われる。この時期の新生児の変動パターンを把握しておくことが重要である。新生児の場合,0.01mg/dLまで測定できる高感度CRP測定法を用いる。

CH₅₀ [血清補体価]

50% hemolytic complement activity

補体とは免疫反応に際して，順番に関与し次々と連続して反応を進めていく一連の蛋白であり，主に肝臓で産生される。C1〜C9の成分がある。

反応には3つの経路があり，classic pathway（古典経路），alternative pathway（副経路，第2経路），および第3の経路であるmannose binding lectin pathway（レクチン経路，菌体マンノース経路）である。

臨床的にはCH₅₀，C3およびC4を測定する。CH₅₀は補体全体の活性の程度を示す。

日本公衆衛生協会　CH₅₀法

■小児の基準値

単位　CH₅₀U/mL

年齢	男		女	
	下限値	上限値	下限値	上限値
1歳	23.9	46.3	24.1	52.7
2歳	23.3	45.7	22.9	50.9
3歳	22.6	45.1	22.0	49.4
4歳	20.8	43.4	20.7	47.5
5歳	19.0	41.7	18.9	44.7
6歳	17.5	40.3	18.6	44.3

■成人の基準値（Mayer法相対比濁法）

男女とも　25.0〜48.0（CH₅₀/mL）

■ 上限・下限を超える場合に考慮すべき疾患など

補体価が低下すれば，何らかの免疫反応が体内で活発に起きている（免疫反応により補体が消費されている）ことを示す（表）。

表 CH_{50}，C3，C4のデシジョンレベル

CH_{50}	C3	C4	高頻度にみられる疾患	否定できない主要疾患
低下	低下	低下	肝硬変，全身性エリテマトーデス（特にループス腎炎），悪性関節リウマチ，播種性血管内凝固症候群	多臓器不全，アナフィラキシー
低下	低下	正常	急性糸球体腎炎，膜性増殖性糸球体腎炎，血液透析，C3欠損症	C3NeFの存在
低下	正常	低下	血管神経性浮腫（遺伝性・後天性），C1インヒビター欠損症，C4欠損症	C4NeFの存在
低下	正常	正常	補体のcold activation，C3・C4以外の補体欠損症	C3やC4の低下をきたす疾患の安定・回復期
上昇	上昇	上昇	関節リウマチ，大型血管炎，感染症，妊娠	悪性腫瘍

Medical Practice 編集委員会 編：臨床検査ガイド2007〜2008. 189，文光堂，2007を改変

> note
> - 命名の由来どおり，赤血球をもち，50%溶血させる補体活性を定量する。免疫比濁法も使用される。

C3 [補体第3成分]

third component of complement

補体についてはCH$_{50}$（p.90）参照。C3は補体系の中で最も大量に存在する。

日本公衆衛生協会　ラテックス凝集免疫測定法

■ 小児の基準値

単位　mg/dL

年　齢	男女とも	
	下限値	上限値
1カ月	41	86
2カ月	43	90
3カ月	45	94
4カ月	46	97
5カ月	47	100
6カ月	48	101
7カ月	48	101
8カ月	49	104
9カ月	49	102
10カ月	49	103
11カ月	49	103
1歳	58	107
2歳	59	109
3歳	60	111
4歳	61	113

年　齢	男女とも	
	下限値	上限値
5歳	61	115
6歳	62	116
7歳	62	117
8歳	62	117
9歳	62	116
10歳	62	115
11歳	61	114
12歳	60	112
13歳	60	111
14歳	59	109
15歳	58	107
16歳	57	105
17歳	56	104
18歳	56	102
19歳	55	101

■ 成人の基準値（免疫比濁法）

男女とも　86〜160（mg/dL）

■ 上限・下限を超える場合に考慮すべき疾患など

膠原病，腎炎，血管炎の経過観察時に測定される（p.91表参照）。

C4 [補体第4成分]

fourth component of complement

補体については CH_{50}（p.90）参照。

日本公衆衛生協会　ラテックス凝集免疫測定法

■ 小児の基準値

単位 mg/dL

年齢	男女とも 下限値	男女とも 上限値	年齢	男女とも 下限値	男女とも 上限値
1カ月	10	35	5歳	16	54
2カ月	11	39	6歳	16	55
3カ月	11	43	7歳	16	54
4カ月	12	46	8歳	16	53
5カ月	12	49	9歳	15	51
6カ月	12	51	10歳	15	49
7カ月	13	52	11歳	14	47
8カ月	12	51	12歳	14	46
9カ月	12	50	13歳	14	46
10カ月	12	50	14歳	14	46
11カ月	12	49	15歳	14	46
1歳	14	46	16歳	14	47
2歳	14	48	17歳	14	47
3歳	15	50	18歳	14	48
4歳	15	52	19歳	14	48

免疫学的検査

■ 成人の基準値（免疫比濁法）
男女とも　17～45（mg/dL）

■ 上限・下限を超える場合に考慮すべき疾患など
全身性エリテマトーデス，エンドトキシンショック，播種性血管内凝固症候群などで変動する（p.91表参照）。

IgA [免疫グロブリンA]

immunoglobulin A

胎生16～20週にリンパ球が脾臓に現れ，まず最初にIgMの産生が始まり，2番目にIgGが産生され，遅れて30週からIgA，IgDが産生される（図）。

日本公衆衛生協会　ラテックス凝集免疫測定法

■ 小児の基準値

単位　mg/dL

年齢	男 下限値	男 上限値	女 下限値	女 上限値
1カ月	—	24	—	24
2カ月	—	28	—	28
3カ月	—	33	—	33
4カ月	6	39	6	39
5カ月	7	44	7	44
6カ月	8	50	8	50
7カ月	9	55	9	55
8カ月	10	56	10	56
9カ月	10	56	10	56
10カ月	10	58	10	58
11カ月	10	59	10	59
1歳	16	128	14	98
2歳	20	149	18	123
3歳	25	174	22	150
4歳	31	202	27	177

年齢	男 下限値	男 上限値	女 下限値	女 上限値
5歳	39	233	33	208
6歳	45	258	38	238
7歳	51	279	45	273
8歳	56	298	50	301
9歳	60	313	52	315
10歳	66	332	56	336
11歳	69	343	60	354
12歳	71	352	63	373
13歳	75	366	67	390
14歳	77	371	69	405
15歳	78	376	75	433
16歳	79	381	80	461
17歳	81	386	85	490
18歳	82	390	92	525
19歳	83	395		

■ 成人の基準値（免疫比濁法）

男女とも　110～410（mg/dL）

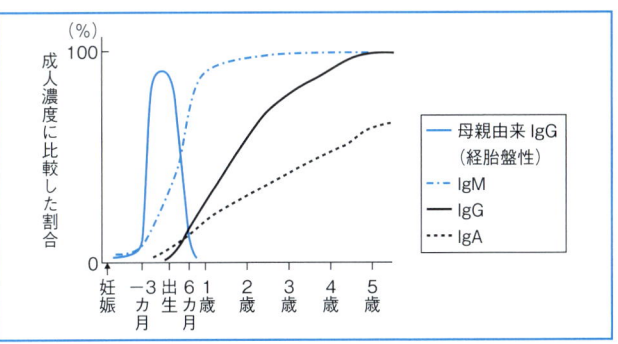

図 胎児〜小児期の血清免疫グロブリンの変動
Medical Practice編集委員会 編:臨床検査ガイド2007〜2008. 142, 文光堂, 2007

■ 上限・下限を超える場合に考慮すべき疾患など

⬆ 慢性感染症, IgA腎症, アレルギー性紫斑病, Wiskott-Aldrich症候群
⬇ 乳児一過性低ガンマグロブリン血症, IgA欠損症

■ 検査値に影響を与える主な薬剤

上昇　イムネース
低下　抗てんかん薬, メタルカプターゼ, リドーラ, ロイスタチン

note

- IgAには分泌型があり, secretary componentと結合し分泌液中に出現する. 分泌型IgAは粘膜免疫の指標の1つとされる. 腸管粘液, 涙, 唾液などで測定される. 一般臨床検査項目には入っていない.
- 成人では唾液中の分泌型IgAは約11mg/dL, 初乳は約450mgのIgAを含む.

IgE（非特異的IgE）[免疫グロブリンE]

non-specific IgE

アレルギー体質の指標。免疫グロブリンの中では最も微量のためIU/mL，U$_A$/mLで表示される。厳密には測定法により多少の測定値の差はあるが，臨床上は無視できる。
IgEの全体量を示すIgE（非特異的IgE）と，アレルゲン固有の特異的IgEがある。

日本公衆衛生協会　EIA

■ 小児の基準値　単位 U/mL

年　齢	男女とも	
	下限値	上限値
1歳	5.4	1100
2歳	6.7	1400
3歳	8.4	1800
4歳	9.9	2200
5歳	12	2700
6歳	12	2900
7歳	13	3100
8歳	13	2900
9歳	13	2900
10歳	12	2800
11歳	12	2700
12歳	11	2600
13歳	11	2600

■ 成人の基準値（FEIA）

男女とも　173以下（IU/mL）

■ 上限・下限を超える場合に考慮すべき疾患など

> ⬆ いわゆるアレルギー疾患（アトピー型気管支喘息，アレルギー性鼻炎，アレルギー性結膜炎，食物アレルギー，薬剤アレルギーなど）。特に高値（時に1万IU/mL以上）を示す疾患は，アトピー性皮膚炎，寄生虫感染，高IgE症候群，HIV感染症，木村病，IgE骨髄腫，結核。免疫不全症ではWiskott-Aldrich症候群
>
> ⬇ 非アトピー（非アレルギー）型喘息（多くは感染型喘息），HTLV-1感染，毛細血管拡張性（運動）失調症，重症複合型免疫不全症

IgEが高値の場合はアレルギー疾患以外の可能性もある。

■ 検査値に影響を与える主な薬剤

<u>上昇</u> アポカイン，イムネース，ヒュミラ，ゾレア（血中IgEと複合体を形成。判定に注意）

note

- IgE値の上昇はアレルギー性素因の存在を示すが，疾患が確立してからはその重症度とは相関しない場合がある。食物アレルギーの診断において，食物アレルゲンに対する特異的IgEが陽性でも，それが原因アレルゲンでない場合（疑陽性）もあるため注意が必要。食物アレルギーの確定診断には食物負荷試験が必要。アナフィラキシーの可能性もあり，慣れた施設で行う。
- 胎生11週からIgE産生能を有するが，通常は出生までは産生しない。子宮内感作では上昇する可能性がある。臍帯血中のIgE値は母体血の混入の可能性を考慮する必要がある。

IgEの考え方とアレルギー関連検査

IgE, specific IgE and other tests

アレルギー反応の際に，マスト細胞，好塩基球，好酸球中のIgE受容体と結合するのは特異的IgE抗体（それぞれのアレルゲンに特有のIgE）であり，その量は微量である。臨床的にはIgE（非特異的IgE）はアレルギー素因（体質）の有無を，非特異的IgEは直接アレルギー反応を引き起こすアレルゲン固有のIgEの量を示す。

非特異的IgEの濃度と疾患の重症度は必ずしも相関しない場合がある。さらに，非特異的IgE濃度を臨床と結びつける際には，測定値を対数変換して考える必要がある。非特異的IgEの変化の臨床的意義を論じる際には，対数変換してから比較するとよい。

実際のアレルギー疾患の診療においては，各アレルゲンに対する特異的IgEを測定するが，疑陽性の場合も少なくないことを念頭に置く必要がある。成人スギ花粉症では，スギに対する特異的IgEが陽性のヒトの30～50％は，臨床症状が皆無であるといわれる。食物アレルギーでも同様の傾向がみられる（食物アレルゲンによりその程度は異なる）。

■ 特異的IgEと皮膚検査

一般的には，特異的IgE抗体の数値と皮膚検査（スクラッチテスト，プリックテスト）の結果は相関する。これらの皮膚検査の利点は，採血による侵襲が少なく，6～8時間後の遅発反応の有無を確認でき，さらにコストが安い点である。欠点は，時に全身性の発赤，蕁麻疹，喘息発作などがみられることである。スクラッチテスト，プリックテストは皮内テストに比べて，皮内に入る抗原量が少ないため，全身反応は起こりにくい。

■ リンパ球幼若化反応

リンパ球の増殖反応を指標にして，免疫担当細胞であるT細胞，B細胞の機能を測定する免疫機能測定法である。

2番目の検査目的は，アレルゲン（主に薬剤アレルギー）の同定である。リンパ球のすべてのレパートリーを刺激するマイトジェン（PHA，Con A，PWMなど），スーパー抗原（細菌毒素など），および特異抗原（薬剤，アレルゲン，破傷風トキソイド，PPDなど）がある。PHA，Con AはT細胞を刺激し，PWMはTおよびB細胞を刺激し，薬剤はT細胞を刺激すると考えられている。

この検査の数値は連続性の結果をとるため，異常判定が困難な場合が少なくない。総合的免疫機能検査の1つとして捉えるとよい。

■ ヒスタミン遊離テスト

末梢血好塩基球の表面に結合している抗原特異的IgEと，それに反応するアレルゲンとの反応により遊離される即時型化学伝達物質の1つであるヒスタミンを測定することにより，アレルゲンを特定しようとする検査。食物アレルギーの診断，経過観察に用いられるが，この検査のみではなく，他の検査（皮膚検査，特異的IgE，食物負荷試験など）も併せて総合的に判定する。

好塩基球からのヒスタミン遊離には個体差が大きいためルティーン検査ではない。

■ ECP（好酸球中の塩基性蛋白）

アレルギー炎症において重要な役割をもつ好酸球の活性状態を示すマーカー。好酸球のなかに蓄えられて，アレルギー炎症の際に遊離され，組織障害を引き起こす。これが血中で上昇すれば好酸球が関与した炎症反応が存在すること（気管支喘息，Churg-Strauss症候群など），または病理検査標本をECPで免疫組織染色し陽性反応であれば，採取した組織の好酸球が活性化されていることを示す。

免疫学的検査

IgG [免疫グロブリンG]

immunoglobulin G

胎生16～20週にリンパ球が脾臓に現れ、まず最初にIgMの産生が始まるが、2番目に産生が開始する免疫グロブリンがIgGである。

日本公衆衛生協会　ラテックス凝集免疫測定法

■ 小児の基準値

単位　mg/dL

年齢	男 下限値	男 上限値	女 下限値	女 上限値
1カ月	400	1030	400	1030
2カ月	290	960	290	960
3カ月	290	960	290	960
4カ月	300	960	300	960
5カ月	290	960	290	960
6カ月	290	950	290	950
7カ月	300	960	300	960
8カ月	340	1000	340	1000
9カ月	360	1010	360	1010
10カ月	380	1020	380	1020
11カ月	380	1020	380	1020
1歳	460	1220	470	1210
2歳	500	1280	500	1280
3歳	530	1340	540	1340
4歳	560	1390	570	1400
5歳	600	1450	610	1470
6歳	630	1490	650	1530
7歳	660	1540	680	1580
8歳	690	1570	710	1620
9歳	700	1600	730	1650
10歳	720	1620	760	1690
11歳	740	1640	780	1730
12歳	750	1660	790	1740
13歳	760	1670	800	1760
14歳	760	1680	810	1780
15歳	770	1690	820	1800
16歳	780	1700	830	1810
17歳	780	1710	840	1830
18歳	790	1720	860	1850
19歳	800	1720		

■ 成人の基準値（免疫比濁法）

男女とも　870～1700（mg/dL）

■ 上限・下限を超える場合に考慮すべき疾患など

> ↑ 感染症,自己免疫疾患(膠原病)
> ↓ 重症複合型免疫不全症,ブルトン型無ガンマグロブリン血症,IgG欠損症,乳児一過性低ガンマグロブリン血症

免疫不全症候群のスクリーニングとしてはIgG, IgM, IgAなどの免疫グロブリン定量,T細胞,B細胞の測定を行う。

重症複合型免疫不全症では赤血球のアデノシンデアミネース(ADA)が低値であれば,線維芽細胞中のADAを測定する。

■ 検査値に影響を与える主な薬剤

上昇 イムネース
低下 アクテムラ,ジアゾキシド,メタルカプターゼ,抗腫瘍薬,抗てんかん薬

note

- IgGは胎盤を通過するので新生児期には高値であるが,生後4〜8カ月には低下し,その後,増加する。IgG以外のIgA, IgM, IgD, IgEは胎盤をほとんど通過しない。IgGにはIgG$_1$, IgG$_2$, IgG$_3$, IgG$_4$のサブクラスがある。ポリサッカライド抗体はIgG$_2$に含まれるため,IgG$_2$欠損症では肺炎球菌,インフルエンザ菌による気道感染(気管支炎,中耳炎など)を繰り返しやすい。
- IgGの半減期は約3週間。

IgM [免疫グロブリンM]

immunoglobulin M

胎生16〜20週にリンパ球が脾臓に現れ，まず最初に産生される免疫グロブリン。このため，新生児の母体内感染の指標となる。

日本公衆衛生協会　ラテックス凝集免疫測定法

■ 小児の基準値

単位　mg/dL

年齢	男		女	
	下限値	上限値	下限値	上限値
1カ月	21	96	21	96
2カ月	26	112	26	112
3カ月	30	127	30	127
4カ月	36	146	36	146
5カ月	41	161	41	161
6カ月	46	176	46	176
7カ月	51	188	51	188
8カ月	53	195	53	195
9カ月	55	200	55	200
10カ月	56	204	56	204
11カ月	58	209	58	209
1歳	57	260	81	314
2歳	60	270	84	323
3歳	63	279	86	332
4歳	66	288	89	341

年齢	男		女	
	下限値	上限値	下限値	上限値
5歳	69	298	90	346
6歳	72	305	92	353
7歳	73	310	96	364
8歳	74	313	97	370
9歳	74	312	97	370
10歳	74	311	99	375
11歳	73	310	100	381
12歳	72	306	100	380
13歳	70	301	100	378
14歳	69	296	100	379
15歳	67	291	99	375
16歳	65	285	97	370
17歳	63	279	96	365
18歳	61	274	95	362
19歳	59	268		

■ 成人の基準値（免疫比濁法）

男　33〜190　女　46〜260（mg/dL）

■ 上限・下限を超える場合に考慮すべき疾患など

> ⬆ 生下時の高値は母体内感染,自己免疫疾患,感染症,高IgM血症を伴う低ガンマグロブリン血症
>
> ⬇ IgM欠損症,重症複合型免疫不全症,Wiskott-Aldrich症候群,蛋白漏出性胃腸炎

母体内感染診断の重要なマーカーの1つである。母体内感染の具体的診断はIgMの数値だけではなく,それぞれのウイルスに対するIgM抗体を必ず検査する。

■ 検査値に影響を与える主な薬剤

低下 トレアキシン,メタルカプターゼ,ロイスタチン

> **note**
> - 胎生16〜20週からIgM,ついでIgGが産生され,30週からIgA,IgDが産生される。IgMはIgA同様に胎盤をほとんど通過しない。母体内感染のマーカーとして重要である。
> - IgMにはIgAと並び分泌型がある。secretary componentと結合し分泌液中に出現する。分泌型IgAはしばしば測定されるが,分泌型IgMはそれほど測定されない。分泌型の測定は日常臨床の検査項目には通常ない。

抗核抗体

antinuclear antibody

各種の細胞の核の成分(核酸や核蛋白質)と反応する自己抗体の総称である。染色した際の形態により分類される。

膠原病で陽性になる。陽性の場合は,核酸および核蛋白質と反応する自己抗体の存在を示唆する。

5種類の染色パターン(homogeneous型,peripheral型,speckled型,nuclear型,discrete speckled型)がある。

膠原病を疑う際に必ず検査を行う。スクリーニングテストであり,特定の膠原病の診断に用いるわけではない。小児の全身性エリテマトーデスでは高率に検出されるが,各種の膠原病(若年性関節リウマチ,強皮症など)でもみられる。ウイルス感染(肝炎)などの感染症の際にも陽性に出ることがある。

この検査のみでは膠原病とは診断しない。臨床症状を参考にし,膠原病の際に陽性に出る他の検査(抗DNA抗体)などを必ず併せて行うこと。

抗核抗体の染色型とその対応抗原を表に示す。

表 抗核抗体（蛍光法）の染色型とその対応抗原

染色型	対応する主な特異抗核抗体	確認のため進めるべき検査
1. 均質型	抗ヒストン抗体	LEテスト，LE細胞
2. シャギー型（辺縁型）	抗DNA抗体	RI法かELISA法による抗DNA抗体
3. 斑紋型	非ヒストン核蛋白に対する抗体群，すなわちENA（可溶性核抗原）に対する多数の抗体群	抗Sm抗体，抗U1-RNP抗体，抗SS・A抗体，抗SS・B抗体，抗トポイソメラーゼI抗体（抗Scl-70抗体ともいう）*
4. 核小体型	抗リボゾーム，RNAポリメラーゼU3-RNPなどに対する抗体	一般検査室では，これ以上進められない**。
5. 散在斑点型	抗セントロメア抗体	抗セントロメア抗体の確認検査（染色体塗沫標本かELISA）
6. PCNA型***	抗PCNA抗体	一般検査室では，これ以上進められない**。

* これらがすべて陰性なら抗PCNA抗体，抗Ki抗体を調べる。しかし未同定抗体も少なくない。

** 臨床検査所を介すれば，抗体の細分類は可能である。

*** PCNA型はしばしば斑紋型と誤って判定される。

河合 忠，橋本信也 編：臨床検査のABC．日医師会誌臨増，112（6）：276，1994

TARC

thymus and activation-regulated chemokine

TARCは，リンパ球のTh2細胞に特異的に発現するケモカイン受容体CCR4特異的なリガンド。アトピー性皮膚炎で上昇する。アトピー性皮膚炎の短期的（急性）な病勢（炎症の程度）の鋭敏な指標となる。

日本小児アレルギー学会誌 19：744-757，2005

■ 小児の基準値　　単位 pg/mL

年齢	男女とも
6～12カ月	1,367未満
1～2歳	998未満
2歳以上	743

藤沢隆夫, 他：小児アトピー性皮膚炎の病勢マーカーとしての血清TARC/CCL17の臨床的有用性. 日本小児アレルギー学会誌, 19：744-757, 2005

■ 成人の基準値（RIA抗体法）

男女とも　0.8以下（ng/mL）

> **note**
> - アトピー性皮膚炎の部位への白血球浸潤は表皮角化細胞のケモカイン（白血球を引き寄せる特質）により起こる。TARC（TARC/CCL17）などのTh2ケモカイン受容体であるCCR4を発現しているTh2細胞が湿疹部位に集まる。
> - TARCはアトピー性皮膚炎の重症度の目安となる。

4 内分泌学的検査

GH [成長ホルモン]

growth hormone

　小児の成長に最も重要なホルモンであるが，大きな日内変動がある。小児では昼間より夜間の方が分泌量が多く，入眠後1～3時間でピークをつくり，その後睡眠中に何回かのピークがみられる。食事にも影響され，食後低下した後3～4時間後に分泌が増加する。運動，その他のストレスでも増加する。

日本公衆衛生協会　IRMA

■ 小児の基準値

単位　ng/mL

年　齢	男		女	
	下限値	上限値	下限値	上限値
1歳	0.17	31.3	0.18	24.3
2歳	0.14	28.2	0.17	23.7
3歳	0.12	26.2	0.16	23.1
4歳	0.11	24.6	0.15	22.5
5歳	0.10	23.2	0.15	21.9
6歳	0.08	21.3	0.14	21.4
7歳	0.08	20.5	0.15	21.8
8歳	0.07	19.7	0.16	22.9
9歳	0.07	19.5	0.17	24.1
10歳	0.08	20.8	0.21	26.6
11歳	0.09	21.7	0.27	31.4
12歳	0.09	21.5	0.30	33.1
13歳	0.08	20.8	0.22	27.9
14歳	0.08	20.4	0.21	26.7
15歳	0.08	19.9	0.17	24.2
16歳	0.07	19.3	0.15	22.1
17歳	0.07	18.7	0.13	20.2

■ 成人の基準値（ECLIA法）

男　2.47以下　　女　0.13～9.88（ng/mL）

■ 上限・下限を超える場合に考慮すべき疾患など

⬆ 下垂体性巨人症
⬇ 成長ホルモン分泌不全性低身長症

成長ホルモン分泌不全性低身長症では分泌量が少なく，低身長を呈し，下垂体性巨人症では分泌量が多く，高身長を呈する。1回の基礎値の測定（左表）では，基本的には診断的価値がないため，分泌刺激試験や抑制試験を行う必要がある。

小児期に成長ホルモン（GH）の値が診断に用いられているのは，成長ホルモン分泌不全性低身長症と下垂体性巨人症である。それぞれ特有な臨床症状を満たした後，以下の検査値で診断する。

・成長ホルモン分泌不全性低身長症
  インスリン負荷，アルギニン負荷，クロニジン負荷，グルカゴン負荷，L-DOPA負荷，GHRP-2負荷：2種類の負荷試験のGH頂値が6ng/mL以下（GHRP-2負荷以外），GHRP-2負荷は16ng/mL以下
・下垂体性巨人症
  75gブドウ糖負荷：尿中GHの高値，血中GH底値が1ng/mL以上

■ 検査値に影響を与える主な薬剤

上昇　ビ・シフロール
異常　ソマバート（血清中IGF-I値をもとに用量調整を行う），ドミン，成長ホルモン分泌検査薬，ヒト成長ホルモン

note

● GHの分泌不全の診断において，次のような状態では，GH分泌刺激試験が低反応を示すことがあるので注意を必要とする。
甲状腺機能低下症，中枢性尿崩症，栄養障害，肝障害，肥満者

LH［黄体形成ホルモン］，FSH［卵胞刺激ホルモン］

luteinizing hormone, follicle stimulating hormone

LH，FSHは下垂体前葉から分泌される糖蛋白ホルモンで，性腺刺激ホルモン（ゴナドトロピン）とも呼ばれている。

ホルモンと臨床 38：217-221，1990　IRMA

　LHは男子では思春期に精巣のLeydig細胞に作用し，テストステロンの分泌を促し，女子では思春期以降に排卵後の卵胞を黄体化し，プロゲステロンの分泌を促す。FSHは思春期において，男子においては精子形成に，女子においては卵胞の発育，エストロゲンの分泌に重要な役割をする。

　LH，FSHの分泌は，視床下部から分泌されるLHRH（GnRH）で促進され，性腺からの性ホルモンのフィードバックを受ける。LH，FSHの測定は，下垂体の性腺刺激ホルモンの産生能だけでなく，これを調節する視床下部―下垂体―性腺系の障害の検査として有用である。

　思春期初期には，夜間に脈動的分泌がみられ，思春期が成熟するにつれて分泌量も大きくなり，昼間にも脈動的分泌がみられるようになる。

　基準値は，本来思春期のマーカーなので，年齢別で評価できない。前思春期および思春期の評価を以下に示す[1]。男女とも思春期徴候（男子：精巣容量4mL以上。女子：乳房Tanner 2度以上）があり，LHの基礎値が0.3mIU/mL以上のときは思春期に入ったと考えられる。

■ 小児の基準値（LH, FSHの基礎値とLHRHテストの頂値）　単位　mIU/mL

性　別		LH基礎値	LH頂値	FSH基礎値	FSH頂値
男	前思春期平均 （M±1SD）	0.2 (0.0〜0.4)	3.8 (0.4〜6.0)	1.3 (0.6〜3.0)	9.9 (6.3〜15.6)
	思春期平均 （M±1SD）	1.8 (0.8〜4.2)	26.6 (18.2〜38.0)	5.6 (2.9〜10.8)	11.4 (5.8〜22.3)
女	前思春期平均 （M±1SD）	0.2 (0.1〜0.4)	2.8 (1.6〜4.8)	2.9 (2.1〜6.1)	18.0 (14.5〜21.9)
	思春期平均 （M±1SD）	1.3 (0.4〜4.1)	11.4 (8.5〜15.5)	7.1 (4.8〜10.4)	12.9 (8.3〜20.0)

吉澤敦子, 他：IRMA法による小児期血中LH, FSHの検討. ホルモンと臨床, 38：217-221, 1990

■ 成人の基準値（CLIA法）　単位　mIU/mL

性　別		LH	FSH
男		0.79〜5.72	2.00〜8.30
女	卵胞期	1.76〜10.24	3.01〜14.72
	排卵期	2.19〜88.33	3.21〜16.60
	黄体期	1.13〜14.22	1.47〜8.49
	閉経期	5.72〜64.31	157.79以下

■ 上限・下限を超える場合に考慮すべき疾患など

⬆ 中枢性思春期早発症（前思春期），原発性（高ゴナドトロピン性）性腺機能低下症（思春期以降）
⬇ 中枢性（低ゴナドトロピン性）性腺機能低下症（思春期以降）

　前思春期に次の臨床症状があり，思春期レベルの値を示したときは，中枢性思春期早発症が考えられる。男子では9歳未満で精巣の4mL以上の増大，女子では7歳6カ月未満での乳房発育に加えて，骨年齢の促進，成長速度の加速（スパート）が主な臨床症状である。基

礎値だけでも診断可能であるが，LHRHテストを行えばより確実である。これらの診断は，テストステロン値やエストロゲン値とともに総合的に行う必要がある。

思春期年齢または思春期発現年齢を超えても（男子15歳以降，女子14歳以降）において二次性徴の発現がなく，LH，FSH，テストステロンまたはエストロゲンが前思春期の値を示すときには，中枢性（低ゴナドトロピン性）性腺機能低下症が考えられるが，思春期遅発症との鑑別が必要である。そのためにはLHRHテスト，男子においてはhCGテストが有用である[2]。

思春期年齢または思春期発現年齢を超えても（男子14歳以降，女子12歳以降）二次性徴の発現がなく，異常高値を示す場合には，原発性（高ゴナドトロピン性）性腺機能低下症が考えられる。特にFSHの異常高値は診断的価値が高い。

前思春期の時期に乳房発育がみられるときは，思春期早発症と乳房早期発育症の鑑別にゴナドトロピンの測定は有用である。乳房早期発育症では前思春期のレベルを示す。

中枢性思春期早発症に対するリュープロレリン（リュープリン）治療の効果をみる際には，LH，FSHの基礎値やLHRHテストのLH，FSHの頂値が有用である。これらの値を前思春期のレベルに保つように，治療量を調節する。

■ 検査値に影響を与える主な薬剤

LH ： 上昇 サーティカン，テラビック
　　　 低下 プロスタール，プロベラ，ワソラン
FSH： 上昇 サーティカン，アフィニトール
　　　 低下 プロスタール

> **note**
> - 乳幼児期には，LHは前思春期の値より少し高い値を示す。
> - FSHは，女児は乳幼児期に8mIU/mLぐらいまでの高値をとることがあり，その後前思春期の値に低下する。男児は生後1～4カ月頃までは4mIU/mLぐらいまでの値をとることがあるが，その後は前思春期の値に低下していく。

文献

1) 吉澤敦子, 他：IRMA法による小児期血中LH, FSHの検討. ホルモンと臨床, 38：217-221, 1990
2) Sato N, et al：The usefulness of GnRH and hCG testing for the differential diagnosis of delayed puberty and hypogonadotropic hypogonadism in prepubertal boys. Jpn J Reprod Endocrinol, 8：49-53, 2003

IGF-I ［インスリン様成長因子-I］（ソマトメジンC）
insulin-like growth factor I

　成長ホルモン依存性の成長因子で，主に肝臓でつくられて分泌され，成長促進作用，インスリン様作用，細胞の増殖・分化など多様な作用を示す。男女とも思春期の成長のスパートに伴って値が変動するため，思春期の成長には重要と考えられている。
　また栄養状態にも影響を受け，低栄養状態では低下し，肥満児では成長ホルモンの分泌は低いにもかかわらず正常か高めである。

Endocr j 59（9）：771-780, 2012　　RIA固相法（IRMA）

■ 小児・成人の基準値

単位　ng/mL

年齢	男 下限値	男 上限値	女 下限値	女 上限値
0	11	149	15	154
1	14	148	23	186
2	18	154	32	213
3	24	164	40	227
4	32	176	48	238
5	44	193	56	252
6	55	215	69	287
7	63	247	89	357
8	72	292	111	438
9	84	350	133	517
10	99	423	155	588
11	113	499	175	638
12	125	557	188	654
13	133	579	193	643
14	138	570	193	625
15	141	552	192	614
16	142	543	192	611
17	142	540	191	599
18	142	526	188	574
19	143	501	182	539
20	142	470	175	499

Isojima T, et al：Standardized centile curves and reference intervals of serum insulin-like growth factor-I (IGF-I) levels in a normal Japanese population using the LMS method. Endocr j, 59（9）：771-780, 2012

■ 上限・下限を超える場合に考慮すべき疾患など

⬆ 下垂体性巨人症
⬇ 成長ホルモン分泌不全性低身長症，神経性食思不振症，成長ホルモン不応症，遺伝性成長ホルモン分泌不全症

　日内変動はないので，小児においては成長ホルモン分泌不全性低身長症や下垂体性巨人症，成人においては，成人成長ホルモン分泌不全症や先端肥大症の診断に用いられる。成長ホルモン分泌不全性低身長症では，多くは低値を示すが，基準値範囲内のものも多い。重症成長ホルモン分泌不全性低身長症は，基準値を下回ることが多い。

　成長ホルモン分泌正常の低身長児も多くは少食なので，基準値内の低めの範囲に分布する。また乳幼児では，基準値が低いので，成長ホルモン分泌不全性低身長症の診断の精度は低い。成長ホルモン不応症や遺伝性成長ホルモン分泌不全症では，異常低値を示す。

■ 検査値に影響を与える主な薬剤

上昇　成長ホルモン

> note
>
> ● 成長ホルモン不応症の診断には，成長ホルモン33μg/kgを4日間注射して，IGF-Ⅰの上昇をみるIGF-Ⅰ generation testが用いられる。IGF-Ⅰの上昇15ng/mL未満が診断基準に用いられている。
> ● IGF-Ⅰは，当初ソマトメジンCと呼ばれていたが，現在は学術的にはIGF-Ⅰに統一されている（ただし，保険上ではまだソマトメジンCという呼称が残っている）。

コルチゾール

cortisol

コルチゾールは副腎皮質刺激ホルモン（ACTH）の支配下に副腎皮質束状層から分泌される主たる糖質コルチコイドで，血漿中では90％以上がコルチゾール結合グロブリン（CBG）と結合して存在するが，ホルモン活性を有するのは遊離コルチゾールである。ACTHの日内変動に従って，朝8時頃に最高値，夜間に最低値をとる著明な日内変動を示す。

J Clin Endocrinol Metab 73：674, 1991（8〜9時採血，直接RIA）

■ 小児の基準値

単位 μg/dL

	男		女	
	下限値	上限値	下限値	上限値
＜1歳	3.0	21.0	4.2	23.0
1〜5歳	5.7	25.0	7.3	19.0
6〜12歳	5.7	15.0	3.0	12.0
Tanner 2〜3	4.0	13.0	4.3	16.0
Tanner 4〜5	5.0	15.0	6.0	15.0

Lashansky G, et al：J Clin Endocrinol Metab, 73：674, 1991
思春期年齢では，年齢によらず二次性徴のステージ（Tanner分類）により表示した。

■ 成人の基準値 （RIA固相法）

男女とも　4.0〜18.3（μg/dL）

■ 上限・下限を超える場合に考慮すべき疾患など

⬆ （夜間測定値）クッシング病*，クッシング症候群，神経性食欲不振症(*)，急性ストレス*
⬇ （早朝測定値）副腎皮質機能低下症（原発性*，中枢性），合成コルチコステロイド投与

*：同時に測定したACTHが高値を示す

高値を疑う場合は，正常の日内変動では低値であるはずの夜間に高値であるか否かにより確認する。たとえば，夜23時に採血し，7.5μg/dL以上であれば異常高値と判定する。クッシング病やクッシング症候群を疑う場合には同時にACTHを測定し，それぞれ低値でないことや低値であることが診断に役立つ。神経性食欲不振症では，しばしば夜間のコルチゾールが高値を示すが，ACTHはそれほど高くならないことが多い。

　低値を疑う場合は，正常の日内変動では高値であるはずの早朝（8時頃）に低値であるか否かにより確認する。10μg/dL未満では低値の可能性があり，5μg/dL未満では低値と考える。低値の場合，同時にACTHを測定すれば，原発性副腎皮質機能低下症（先天性副腎低形成症，ACTH不応症，アジソン病など）ではACTH高値，中枢性副腎皮質機能低下症（下垂体前葉機能低下症，ACTH単独欠損症）と合成コルチコステロイド投与ではACTH低値を示すので，診断に役立つ。

■ 検査値に影響を与える主な薬剤

上昇　ゼチーア，リバロ
異常　グルココルチコイド，卵胞ホルモン・黄体ホルモン（判定注意）

note

- CBGは肝臓で合成されホルモンなどの影響を受けるので，妊娠や甲状腺機能低下で高値，肝硬変・甲状腺中毒症・ネフローゼ症候群で低値をとる。総コルチゾール値もこれと同じ方向に影響を受ける。

ADH ［抗利尿ホルモン］

antidiuretic hormone

ADHは視床下部の視索上核と傍室核において合成され，長い軸索中を輸送されて下垂体後葉より分泌されるオリゴペプタイドで，ヒトではアルギニンバゾプレシン（AVP）とも呼ばれる。ADHは腎集合管のV_2受容体に結合して，水チャネルであるアクアポリン2を管腔側に開かせ，浸透圧勾配による水の再吸収を促進し，尿濃縮と体水分の保持に不可欠なホルモンとして作用する。

バソプレシン分泌低下症（中枢性尿崩症）の診断と治療の手引き，2010　RIA2抗体法

■ 小児・成人の基準値（RIA2抗体法）

男女とも　通常の状態での基準値　0.3〜3.5（pg/mL）

　小児のADHの基準値は成人の値と大きな差はないと考えられる。通常の状態ではADHは血漿浸透圧（主として血清ナトリウム濃度）により厳密なコントロールを受けているので，Posmまたは，血清ナトリウム濃度との関連で判断する必要がある（下図参照）。

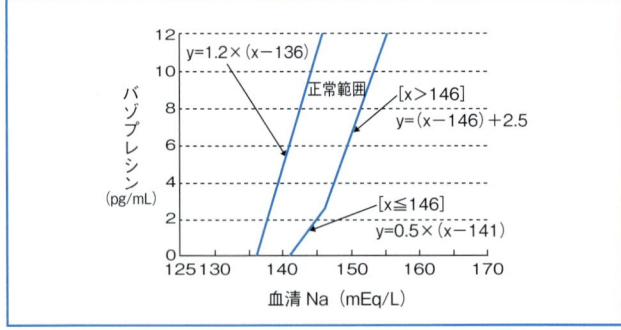

グラフ：
- 縦軸：バゾプレシン (pg/mL)
- 横軸：血清 Na (mEq/L)
- y=1.2×(x−136)
- 正常範囲
- [x>146]　y=(x−146)+2.5
- [x≦146]　y=0.5×(x−141)

厚生労働省科学研究費補助金難治性疾患克服研究事業間脳下垂体機能障害に関する調査研究班：バソプレシン分泌低下症（中枢性尿崩症）の診断と治療の手引き（平成22年度改訂）

■ 上限・下限を超える場合に考慮すべき疾患など

Posmまたは血清ナトリウムとの相関関係だけからみて，異常値を示す疾患などを以下に示す。

> ⬆ SIADH，循環血液量減少，血圧低下，急性ストレス
> ⬇ 中枢性尿崩症，本態性高ナトリウム血症

Posmとの相関関係からはずれて高値をとる場合の代表は，SIADH（バゾプレシン分泌過剰症）である。低ナトリウム血症（したがって低浸透圧血症）にもかかわらずADH分泌が抑制されない状態がその本態である。しかし，10％以上の血管内容積低下や血圧低下があれば，PosmにかかわらずADHは分泌される（脱水症における生理的分泌）。また，急性ストレスはADH分泌刺激となり，急性疾患や輸液に伴う低ナトリウム血症に寄与していることが推測される。

Posmとの相関関係からはずれて低値をとる場合は，中枢性尿崩症（バゾプレシン分泌低下症）と口渇中枢障害を伴う高ナトリウム血症（adipsic hypernatremia）が考えられる。高浸透圧血症の側に傾いてもADH分泌が不足する点が共通しており，後者では，それに加えて口渇感の障害がある。どちらの病態でも高浸透圧血症側でのADHの測定が診断に有用なので，水制限試験や高張食塩水負荷試験での血漿ADHの測定は価値が高い。

■ 検査値に影響を与える主な薬剤

上昇　SIADH：抗腫瘍薬，抗精神病薬，抗てんかん薬，ACE阻害薬，アンカロン，レミケード

異常　ホスカビル

> note
> ● Posmの測定は化学的方法による濃度の測定よりも誤差が大きい。したがって，Posmに主に寄与するナトリウム，血糖，尿素窒素（UN）を同時に測定しておくと，病態の把握を確実にするために役立つ。

テストステロン

testosterone

男子においては，思春期にLHの刺激により精巣のLeydig細胞より分泌される（一部副腎や女子の卵巣からも産生される）。陰茎の増大・陰毛発生・声変わりなどの二次性徴を成熟させるとともに，筋肉増大，成長促進などの蛋白同化作用も示す。思春期の早期には，LH分泌が主に夜間に起こるため，テストステロンも夜間から朝にかけて分泌されるが，思春期が進むと昼間の血中濃度も高くなる。

日本公衆衛生協会　RIA（固相法）

■ 小児の基準値

単位 ng/dL

年　齢	男		女	
	下限値	上限値	下限値	上限値
8歳			−	30.3
9歳			−	36.8
10歳	−	317	−	44.3
11歳	−	413	−	52.9
12歳	−	513	5.0	63.2
13歳	24.6	615	7.4	70.3
14歳	79.4	700	9.4	76.2
15歳	125	767	9.4	76.2
16歳	174	844	9.6	77.1
17歳	191	871	10.1	78.5
18歳	208	899		

基準値は，本来年齢ではなく思春期の段階で作成する必要があるが，多数例でのよい基準値がないので，測定方法が異なるが少数例での値を参考値として示しておく[1]。

参考値：男，10歳以降，平均±1SD

Tanner Ⅱ：35.8〜109.0（n＝8），Tanner Ⅲ：80.2〜177.2（n＝9），
Tanner Ⅳ：106.0〜311.0（n＝10）

■ 成人の基準値 (ECLIA)
男　1.31～8.71　　女　0.11～0.47（ng/mL）

■ 上限・下限を超える場合に考慮すべき疾患など

> ⬆ 中枢性思春期早発症　　⬇ 思春期遅発症，性腺機能低下症

　男子で9歳未満に精巣の4mL以上の増大がみられ，昼間に30ng/dL以上のテストステロンが測定されるときは，中枢性思春期早発症を考える必要がある．また，9歳未満で精巣の増大がないのにテストステロン値が高い場合は，末梢性の思春期早発症を考える必要がある．ゴナドトロピンの測定，LHRHテスト，MRIなどで総合的に判断する．

　14歳を過ぎても精巣の4mL以上の増大がなく，テストステロンが10ng/dL以下の場合は，思春期遅発症か性腺機能低下症かを鑑別する必要がある．hCGテスト，LHRHテストなどで総合的に診断する．hCGテストは3日間24時間おきにhCGを注射し，4日目の値で判断する．

■ 検査値に影響を与える主な薬剤
上昇　リュープリン（投与初期）
低下　サーティカン，アフィニトール，セレコックス，ビンデケル，プロスタール，リュープリン(慢性期・去勢レベル以下)，レミッチ，ワソラン，高脂血症用薬
異常　ボンゾール

> **note**
> - 男児では乳児期早期には思春期前半レベルの値を示すが，以後は低値．
> - 日内変動による影響を避けるため，通常高値を示す時間帯である午前中に採血するのが望ましい．

文献
1) 田中敏章，他：血中テストステロンを指標とした男児におけるHCGテストの検討．日内分泌会誌，54：131-142，1978

エストラジオール
estradiol

エストロゲンと総称される卵胞ホルモンのなかで、最も強い活性をもつ。女子において、主に性腺刺激ホルモンの刺激により、卵胞でテストステロンからアロマターゼによってエストラジオールに代謝され分泌される。末梢組織でのエストラジオールへの代謝もある。一部副腎からも分泌される。男子においても、副腎と精巣から少量分泌されている。

思春期に女子の乳房・陰毛や子宮の発育・成熟を促進する。思春期以後になると、月経周期に伴って変動し、排卵期に著明なサージが認められる。

日本公衆衛生協会　RIA（固相法）

■ 小児の基準値

単位 pg/mL

年齢	男		女	
	下限値	上限値	下限値	上限値
11歳			−	123
12歳			−	144
13歳	−	37.2	11.6	162
14歳	−	43.5	12.7	174
15歳	−	51.2	12.3	170
16歳	−	51.3	11.5	162
17歳	−	50.1	11.4	160
18歳	−	43.1		

基準値は、本来年齢ではなく思春期の段階で作成する必要があるが、多数例での思春期段階別のよい基準値がない。前思春期は感度以下である。

■ 成人の基準値（ECLIA）

男 15〜35pg/mL

女 非妊婦：卵胞期前期20〜85pg/mL，卵胞期後期25〜350pg/mL，排卵期50〜550pg/mL，黄体期45〜300pg/mL，閉経期21pg/mL以下，妊婦では著明に増加

■ 上限・下限を超える場合に考慮すべき疾患など

> ⬆ 思春期早発症
> ⬇ 思春期遅発症，性腺機能低下症

女子で7歳6カ月以前に乳房の発育が認められ，エストラジオールが15pg/mL以上測定されるときには，思春期早発症を考える必要がある。また，13歳以降になっても二次性徴がなく，エストラジオールも10pg/mL以下の場合は，思春期遅発症か性腺機能低下症を鑑別する必要がある。鑑別診断は，ゴナドトロピン，LHRHテスト，MRIなどで総合的に行う。

■ 検査値に影響を与える主な薬剤

上昇 スーテント，成長ホルモン
低下 ユナシン（妊婦へのアンピシリン投与による）
異常 エチニルエストラジオール（判定には注意する）

note

- 臍帯血では著しい高値であるが，生後6時間以内に急激に低下し，以後1歳頃までに漸減し，ほぼ感度以下となる。
- 思春期の初期は，エストラジオールよりもLHの上昇が指標になる。エストラジオール濃度が40pg/mLを超すようになると，初経が始まることが多い。

17-OHP ［17-OHプロゲステロン］

17-Hydroxyprogesterone

17-OHPはコルチゾールの主な合成経路の直上にある中間代謝産物で，副腎皮質束状層でACTH依存性に合成され，一部が分泌される。コルチゾールとほぼ一致する明らかな日内変動を示す。

J Clin Endocrinol Metab 73：674，1991（8〜9時採血，抽出後RIA）

■ 小児の基準値

単位 ng/mL

	男		女	
	下限値	上限値	下限値	上限値
＜1歳	0.11	1.73	0.13	1.06
1〜5歳	0.04	1.14	0.05	0.90
6〜12歳	0.14	0.70	0.07	0.56
Tanner 2〜3	0.12	1.31	0.18	2.20
Tanner 4〜5	0.51	1.90	0.36	1.70

Lashansky G, et al：J Clin Endocrinol Metab，73：674，1991
思春期年齢では，年齢によらず二次性徴のステージ（Tanner分類）により表示した。

■ 成人の基準値（抽出後RIA）

男　0.6〜3.0　女　0.2〜1.0（卵胞期），0.5〜3.5（黄体期）（ng/mL）

■ 上限・下限を超える場合に考慮すべき疾患など

⬆ 先天性副腎皮質過形成症（特に21-水酸化酵素欠損症），クッシング症候群，クッシング病，未熟児，急性ストレス
⬇ 副腎皮質機能低下症

　17-OHPを測定する意義は，主に先天性副腎皮質過形成症（CAH）の診断と治療効果の判定にある。CAHのうちの約90％を占める21-水酸化酵素欠損症（CYP21A2異常症）では，障害ステップの直上にある17-OHPが著しく増加する。新生児マススクリーニングでは濾

紙血で測定され，その精密検査では血清（血漿）で測定される。中等度までの高値は早産児（副腎胎児層で多量に産生されるΔ5ステロイドやその硫酸抱合体の交差反応による測り込みも寄与する）やストレス下の新生児でも見られる。また，他のCAH，たとえば3β-水酸化ステロイド脱水素酵素欠損症（HSD3B2異常症），11β-水酸化酵素欠損症（CYP11B1異常症），17α-水酸化酵素欠損症（CYP17異常症），あるいはAntley-Bixler症候群（POR異常症）でも高値を示すことがあるので，確定診断は総合的な判断を必要とする。新生児では日内変動を考慮するには及ばない。CAHの糖質コルチコイドによる治療中には，糖質コルチコイドの不足に際してACTHが立ち上がり，それを反映して17-OHPが増加するので，コントロールの指標として重要である。クッシング症候群では，コルチゾールだけでなく17-OHPが高値を示すことがしばしばあり，後者の高値がより著明なこともある。

低値の場合には副腎皮質機能低下症が疑われるが，通常，その診断はコルチゾール測定による。

■ 検査値に影響を与える主な薬剤

低下（見かけ上）：プロベラ，ヒスロン

TSH ［甲状腺刺激ホルモン］

thyroid stimulating hormone

　TSHは，視床下部からの甲状腺刺激ホルモン放出ホルモン（TRH）の刺激により下垂体から分泌され，甲状腺を刺激して甲状腺ホルモンの合成・分泌を促進する。TRH・TSHの分泌は，血中の遊離甲状腺ホルモンのネガティブフィードバックに鋭敏に反応するので，甲状腺機能の判定に有用である。

　血中TSHは，軽度の日内変動があり，日中に低く，夜間に高くなる。

日本公衆衛生協会　IRMA

■ 小児の基準値

単位　μU/mL

年齢	男		女	
	下限値	上限値	下限値	上限値
1カ月	0.77	7.3	0.77	7.3
2カ月	0.68	6.5	0.68	6.5
3カ月	0.60	5.8	0.60	5.8
4カ月	0.55	5.4	0.55	5.4
5カ月	0.50	5.0	0.50	5.0
6カ月	0.45	4.5	0.45	4.5
7カ月	0.43	4.4	0.43	4.4
8カ月	0.41	4.2	0.41	4.2
9カ月	0.42	4.3	0.42	4.3
10カ月	0.41	4.1	0.41	4.1
11カ月	0.39	4.0	0.39	4.0
1歳	0.44	4.1	0.31	4.0
2歳	0.43	4.0	0.31	4.0
3歳	0.43	4.0	0.31	4.0
4歳	0.43	4.0	0.31	3.9
5歳	0.43	4.0	0.31	3.9
6歳	0.43	4.0	0.31	4.0
7歳	0.44	4.1	0.32	4.0
8歳	0.46	4.3	0.33	4.1
9歳	0.46	4.4	0.33	4.2
10歳	0.46	4.3	0.34	4.2
11歳	0.46	4.3	0.33	4.1
12歳	0.45	4.2	0.32	4.0
13歳	0.45	4.3	0.31	4.0
14歳	0.44	4.1	0.29	3.8
15歳	0.42	3.9	0.28	3.6
16歳	0.41	3.7	0.26	3.5
17歳	0.40	3.6	0.24	3.3
18歳	0.39	3.5		
19歳	0.37	3.3		

■ 成人の基準値 (ECLIA)

男女とも　0.500〜5.00（μIU/mL）

■ 上限・下限を超える場合に考慮すべき疾患など

> ⬆ 原発性甲状腺機能低下症
> ⬇ 原発性甲状腺機能亢進症（感度以下）

原発性甲状腺機能低下症の場合は高値を示す。軽度の（代償された）原発性甲状腺機能低下症ではfree T_4 は正常なものの、TSH値が6〜10程度の値をとる。バセドウ病などの原発性甲状腺機能亢進症のときは、感度以下の値を示す。ただし、甲状腺機能亢進症で、治療によりfree T_3、free T_4 が正常化してもTSHの正常化が遅れたり、また甲状腺機能低下症で、治療によりfree T_3、free T_4 が正常化してもTSHの正常化が遅れることがある。視床下部性の甲状腺機能低下症では、TSHは低値〜高値の値をとりうる。

■ 検査値に影響を与える主な薬剤

- 上昇　卵胞ホルモン・黄体ホルモン（判定に注意），ゼチーア，リピトール，カデュエット，フェブリク
- 低下　ソマトスタチンアナログ，クロザリル
- 異常　分子標的薬，アンカロン（$T_4 \rightarrow T_3$変換阻害にて甲状腺ホルモンに影響），抗肝炎ウイルス薬，成長ホルモン，セレジスト，パリエット，レミッチ，リーマス

note

- TSHは、出生後一過性に急激に上昇して徐々に低下する。新生児期、特に生後数日は、それ以後の時期より高値である。乳児期も、幼児期以降に比べてやや高い。使用するキットにより多少の差異があるため、使用キットの成人正常値を本稿と比較されたい。

F-T₃ (free T₃) [遊離トリヨードサイロニン]

free triiodothyronine

　トリヨードサイロニンは，主に末梢組織においてサイロキシンから脱ヨード化されてつくられる。血中では約70％がサイロキシン結合グロブリン（TBG），25％がサイロキシン結合プレアルブミン（TBPA），5％がアルブミンと結合しており，約0.3％が遊離型として存在する。この遊離トリヨードサイロニンが生物学的活性を有する。

日本公衆衛生協会　RIA（固相法）

■ 小児の基準値

単位　pg/mL

年　齢	男		女	
	下限値	上限値	下限値	上限値
1歳	2.28	4.56	2.32	4.38
2歳	2.29	4.58	2.29	4.35
3歳	2.31	4.59	2.23	4.30
4歳	2.32	4.60	2.29	4.35
5歳	2.34	4.62	2.39	4.45
6歳	2.37	4.65	2.45	4.50
7歳	2.40	4.68	2.49	4.54
8歳	2.43	4.71	2.51	4.56
9歳	2.50	4.77	2.54	4.59
10歳	2.53	4.81	2.53	4.57
11歳	2.56	4.84	2.48	4.53
12歳	2.56	4.84	2.43	4.48
13歳	2.53	4.81	2.38	4.43
14歳	2.46	4.74	2.33	4.38
15歳	2.39	4.67	2.28	4.34
16歳	2.32	4.60	2.23	4.29
17歳	2.25	4.53	2.19	4.25
18歳	2.20	4.49		
19歳	2.13	4.42		

■ 成人の基準値（ECLIA）

男女とも 　2.30〜4.30（pg/mL）

■ 上限・下限を超える場合に考慮すべき疾患など

⬆ 甲状腺機能亢進症　　⬇ 甲状腺機能低下症

遊離サイロキシン（free T_4）と同様に，上限を超える場合は甲状腺機能亢進症，下限を下回る場合は甲状腺機能低下症が疑われるが，TSHやfree T_4の値と併せて評価する必要がある。

原発性の甲状腺機能低下症ではTSHは高値となり，中枢性の機能低下症ではTSHは低値となる。またバセドウ病による甲状腺機能亢進症では，TSHは感度以下となる。

軽度の機能低下の場合は，free T_3値が正常でfree T_4値が低下している場合がある。また，軽度の機能亢進の場合は，free T_4値が正常でfree T_3値が上昇している場合があり，機能低下ではfree T_4値が，機能亢進ではfree T_3値が鋭敏な指標となる。

新しく基準値が検討されていないが，臨床的には小児は5.0pg/mLまでは正常範囲と考えられる。

■ 検査値に影響を与える主な薬剤（ただしT_3）

上昇 　卵胞ホルモン・黄体ホルモン（判定に注意。free T_3は未変化）
低下 　サンドスタチン
異常 　アンカロン（$T_4 \rightarrow T_3$変換阻害にて甲状腺ホルモンに影響），ポビドンヨード，成長ホルモン，抗精神病薬，抗てんかん薬，抗肝炎ウイルス薬，セレジスト，トランコロンP，インライタ

> **note**
> - free T_4と同様，free T_3値も出生直後は低値で，出生後急速に上昇し，生後1〜2週間では高値になる。新生児，乳児期の評価は注意が必要である。使用するキットにより多少の差異があるため，使用キットの成人正常値を本稿と比較されたい。

F-T$_4$ (free T$_4$) [遊離サイロキシン]

free thyroxine

サイロキシンは甲状腺から分泌される甲状腺ホルモンで，うち約80%が末梢組織で脱ヨード化され，より活性型のトリヨードサイロニンとなる。サイロキシンは大部分がサイロキシン結合グロブリン（TBG）と結合しており，遊離型は0.02～0.03%にすぎない。この遊離サイロキシンがホルモンとしての活性をもつ。

日本公衆衛生協会　RIA（固相法）

■ 小児の基準値

単位　ng/dL

年　齢	男		女	
	下限値	上限値	下限値	上限値
1歳	0.99	1.91	0.99	1.90
2歳	1.00	1.93	1.00	1.93
3歳	1.00	1.95	1.01	1.95
4歳	1.01	1.97	1.03	1.98
5歳	1.02	1.99	1.04	2.01
6歳	1.03	2.00	1.05	2.02
7歳	1.03	2.00	1.04	2.01
8歳	1.03	2.00	1.04	2.01
9歳	1.02	1.99	1.03	1.98
10歳	1.01	1.96	1.01	1.95
11歳	1.01	1.96	1.00	1.93
12歳	1.00	1.95	0.98	1.90
13歳	0.99	1.92	0.97	1.87
14歳	0.98	1.91	0.96	1.85
15歳	0.98	1.90	0.95	1.83
16歳	0.98	1.89	0.94	1.81
17歳	0.97	1.89	0.93	1.79
18歳	0.97	1.88		
19歳	0.97	1.87		

■ 成人の基準値 (ECLIA)
男女とも　0.90〜1.70 (ng/dL)

■ 上限・下限を超える場合に考慮すべき疾患など

- ⬆ 甲状腺機能亢進症
- ⬇ 甲状腺機能低下症

上限を超える場合は甲状腺機能亢進症，下限を下回る場合は甲状腺機能低下症が疑われるが，TSHやfree T_3の値と併せて評価する。

free T_4値が下限以下の場合は，甲状腺機能低下症であるが，原発性の甲状腺機能低下症ではTSHは高値となり，中枢性の機能低下症ではTSHは低値となる。またバセドウ病による甲状腺機能亢進症では，TSHは感度以下となる。

軽度の機能低下の場合は，free T_3値が正常でfree T_4値が低下している場合がある。また，軽度の機能亢進の場合は，free T_4値が正常でfree T_3値が上昇している場合があり，機能低下ではfree T_4値が，機能亢進ではfree T_3値が鋭敏な指標となる。

■ 検査値に影響を与える主な薬剤（ただしT_4）

上昇　卵胞ホルモン・黄体ホルモン(判定に注意。free T_4は未変化)，インライタ

低下　サンドスタチン

異常　アンカロン(T_4→T_3変換阻害にて甲状腺ホルモンに影響)，ポビドンヨード，成長ホルモン，抗精神病薬，抗てんかん薬，抗肝炎ウイルス薬，セレジスト，トランコロンP

note

- free T_4値は，出生直後は低値で，出生後急速に上昇し，生後1〜2週間では高値になる。新生児，乳児期の評価は注意が必要である。使用するキットにより多少の差異があるため，使用キットの成人正常値を本稿と比較されたい。

インスリン

insulin

通常は，免疫学的方法により測定するのでIRI(immunoreactive insulin) と呼ばれる。IRIは血糖と連動して変化するので必ず血糖も同時に測定し，それとの関係で判断する。空腹時の基準範囲は5～15μIU/mLである。

■ 上限・下限を超える場合に考慮すべき疾患など

低値 糖尿病の診断は血糖によるが，IRIは基本的に低値を示す。1型糖尿病では基礎値においてすでに低値のことが多く，2型糖尿病では糖負荷で初めて低値が明らかになることが多い。

高値 低血糖の原因のひとつとして，高インスリン血性低血糖症の診断は臨床的にきわめて重要である。低血糖時（血糖の項参照）にIRIが2～5μIU/mLより高値であれば診断できるが，低血糖発作時に何回か測定して初めてその所見が得られることもある。

なお，インスリン抵抗性の最も簡便な指標であるHOMA-Rは，空腹時の血糖(mg/dL)×IRI(μIU/mL)÷405で算出され，思春期に上昇するが，インスリン抵抗性は4以上で判断されることが多い。

PTH [副甲状腺ホルモン]

parathyroid hormone

PTHは血中イオン化カルシウム（Ca）濃度の低下を感知し，副甲状腺主細胞から分泌される。血中に放出されたPTHは主に骨（骨吸収の促進）と腎（尿Ca排泄の抑制，リン排泄の促進）に作用し血中Ca濃度を上昇させる。また，腎でのビタミンDの活性化を介して腸管からのCa吸収を促進する。

intact PTH：Osteoporosis Japan 12：449-456, 2004　ECLIA
whole PTH：医学と薬学　48：243-247, 2002　RIA固相法（IRMA）

■小児の基準値，成人の基準値

intact PTH　10～65pg/mL[1]
whole PTH　9～39pg/mL[2]
小児の基準値は成人の基準値と大きな差はない。

■上限・下限を超える場合に考慮すべき疾患など

血中PTHを評価する場合には，同時測定した血清Ca（イオン化Ca），P，Mgの結果と併せて評価する必要がある。

⬆ ・低Ca血症～正常Caのとき
　　偽性副甲状腺機能低下症，続発性副甲状腺機能亢進症（ビタミンD欠乏症，慢性腎不全，ビタミンD依存症）
　・高Ca血症のとき
　　原発性副甲状腺機能亢進症

⬇ ・低Ca血症のとき
　　副甲状腺機能低下症，続発性副甲状腺機能低下症（甲状腺術後，X線照射後）
　・高Ca血症～正常Caのとき
　　悪性腫瘍に伴う高Ca血症，ビタミンD中毒，ビタミンA中毒，Caの過剰投与

■ 検査値に影響を与える薬剤

ビオチン（適応症：湿疹，ざ瘡）で負誤差を生ずる可能性があるため，大量（1日5mg以上）投与後は8時間以上あけて採血する。

> **note**
>
> - ヒト血中にはさまざまなPTHフラグメントが存在するが，生理的活性をもつのはPTH（1-84）である。intact PTHは生理的活性をもたないPTH（7-84）も測定される。whole PTHは，PTH（1-84）のみを測定する。腎機能に問題がなければwhole PTHとintact PTHの相関は良好であり，whole PTHはintact PTHのおよそ60％の値をとる。腎機能低下例では，whole PTHのほうが副甲状腺機能を正確に評価できると考えられている。

文献
1) 猪俣啓子，他：インタクトPTH基準範囲の設定における25-hydroxyvitamin Dの関与．Osteoporosis Japan, 12（3）：449-456, 2004
2) 山下弘幸，他：whole PTH（PTH 1-84）測定法の開発と臨床応用．医学と薬学, 48（2）：243-247, 2002

レニン・アルドステロン

renin・aldosterone

レニンは，レニン基質からアンギオテンシンIを切り出し，アンギオテンシンIはアンギオテンシンIIに変換された後に副腎皮質球状層でのアルドステロンの合成分泌を増加させる。アルドステロンは腎皮質集合管でのナトリウム(Na)再吸収，カリウム(K)排泄，水素イオン(H^+)排泄をそれぞれ促進する。

レニンは腎動脈血圧低下および尿細管腔内Naの減少に反応して分泌され，アルドステロンは血清K高値の刺激によっても分泌されるので，このレニン・アルドステロン系は，細胞外液のNa・Kと体液量のホメオスタシスを維持するように働いている。

血漿レニン活性の基準値は，成人で臥位0.3〜2.9ng/mL/hr，立位0.3〜5.4ng/mL/hr（RIA2抗体法），血漿（血清）アルドステロンの基準値は，同じく29.9〜159pg/mL，38.9〜307pg/mL（RIA固相法）とされている。両者ともに，新生児ではそれらより1桁高い値を示し，6歳頃までに下降して成人の値に近づく。

■上限・下限を超える場合に考慮すべき疾患など

異常値 高血圧がある（特に低K血症を伴う）場合，レニンが高値なら腎血管性高血圧など，レニン・アルドステロン系に依存する高血圧が疑われる。レニンが低値の場合，原発性アルドステロン症や高血圧を伴う副腎皮質過形成症など，レニン非依存性の鉱質コルチコイド過剰症が疑われる。

高血圧がない場合，レニン高値なら偽性低アルドステロン症，塩喪失型副腎皮質過形成症などの鉱質コルチコイド作用の不足や，バーター症候群などのレニン・アルドステロン系の二次的亢進が疑われる。レニン低値なら，小児では珍しいが，低レニン性低アルドステロン症の可能性がある。

25（OH）D ［25-水酸化ビタミンD］

25-hydroxyvitamin D

食事から摂取されたビタミンD（D_2とD_3）と皮膚で紫外線照射により合成されたビタミンD（D_3）は，肝臓で25位が水酸化され25（OH）Dとなる。25（OH）Dは25（OH）D_2と25（OH）D_3（生体内の作用は同等）の合計でありビタミンD充足状態を最もよく反映する。

25（OH）D測定は現在健康保険承認がされていないが，国内複数の臨床検査センター（外注検査）で受託検査を行っている。以下に年間売り上げ上位3社で実施している検査法について紹介する　RIA（2抗体法）（DiaSorin Inc），CPBA法（社内調整試薬による測定系）

■ 小児の基準値，成人の基準値

RIA（2抗体法）：9.0～37.6ng/mL
CPBA法：9.0～33.9ng/mL

　季節差，地域差（日光照射量の多い時期は高い），人種による違いもあり，基準値の設定は著しく困難である。小児の基準値として有用なデータは特にないが，成人との差はないものと考えられている。

■ 上限・下限を超える場合に考慮すべき疾患など

⬆ ビタミンD過剰症では100ng/mL以上となる。
⬇ ビタミンD欠乏症，高度の肝障害，ネフローゼ，低蛋白血症

　20ng/mL（50nmol/L）以下はビタミンD欠乏, 15ng/mL（37.5nmol/L）以下であればビタミンD欠乏症の診断はより確実であるとされるが，前述の基準値と比較してもわかるように健常人でも低値をとることが多く，血清PTHやALPの上昇や骨レントゲンのくる病所見などと総合的に判断する必要がある。

■ 検査値に影響を与える薬剤

特になし。測定方法によっては他のビタミンD代謝物についての交差反応性は認められるが,血中に存在する25(OH)D濃度は24,25-(OH)$_2$Dの10倍以上,1,25-(OH)$_2$Dの500～1,000倍以上であるので実用上問題にならない。

> note
>
> - 25(OH)D測定は測定法による差異を指摘する報告もあるが換算方法は確立していない。

資料

標準身長表
標準体重表

■標準身長表　男児（2000年版）

年＼月	0	1	2	3	4	5
0	49.0	53.9	58.0	61.1	64.0	66.4
	2.1	2.5	2.7	2.9	2.8	2.6
1	74.9	75.9	77.0	78.0	78.9	79.8
	2.6	2.5	2.6	2.6	2.8	3.4
2	85.5	86.0	86.5	87.0	87.7	88.4
	3.0	3.1	3.2	3.3	3.3	3.3
3	93.2	93.8	94.4	95.0	95.6	96.2
	3.6	3.6	3.7	3.8	3.8	3.8
4	100.4	101.0	101.6	102.2	102.7	103.1
	4.1	4.1	4.2	4.3	4.3	4.2
5	106.6	107.2	107.7	108.3	108.9	109.4
	4.4	4.4	4.5	4.6	4.6	4.6
6	113.3	113.9	114.4	115.0	115.6	116.1
	4.8	4.8	4.8	4.9	4.9	4.9
7	119.6	120.1	120.6	121.1	121.5	122.0
	5.1	5.1	5.1	5.1	5.1	5.1
8	125.3	125.8	126.2	126.7	127.2	127.6
	5.3	5.3	5.3	5.4	5.4	5.4
9	130.9	131.3	131.8	132.2	132.7	133.1
	5.6	5.6	5.6	5.7	5.7	5.7
10	136.4	136.8	137.3	137.7	138.2	138.6
	5.9	6.0	6.0	6.0	6.1	6.1
11	142.2	142.7	143.2	143.8	144.3	144.8
	6.6	6.7	6.8	6.9	7.0	7.1
12	149.1	149.7	150.4	151.0	151.6	152.3
	7.6	7.7	7.8	7.8	7.9	8.0
13	156.5	157.0	157.6	158.2	158.8	159.4
	7.9	7.8	7.8	7.8	7.8	7.7
14	162.8	163.2	163.7	164.1	164.6	165.0
	7.1	7.0	6.9	6.8	6.7	6.6
15	167.1	167.3	167.6	167.8	168.1	168.3
	6.2	6.1	6.1	6.0	6.0	5.9
16	169.4	169.5	169.6	169.7	169.9	170.0
	5.8	5.8	5.8	5.8	5.8	5.8
17	170.5	170.5	170.6	170.6	170.7	170.7
	5.8	5.8	5.8	5.8	5.8	5.8

平成12年度乳幼児身体発育調査報告書（厚生労働省）および平成12年度学校保健

単位：cm，上段は平均，下段は標準偏差

6	7	8	9	10	11
67.9	68.9	70.1	71.8	72.9	73.8
2.5	2.4	2.5	2.5	2.6	2.6
80.5	81.3	82.3	83.5	84.4	85.0
3.4	3.0	3.0	3.6	3.3	2.8
89.2	89.9	90.6	91.3	91.9	92.5
3.3	3.3	3.3	3.3	3.4	3.5
96.8	97.3	97.9	98.5	99.1	99.7
3.8	3.8	3.8	3.8	3.9	4.0
103.6	104.0	104.5	104.9	105.5	106.0
4.2	4.2	4.1	4.1	4.2	4.3
110.0	110.5	111.1	111.6	112.2	112.7
4.7	4.7	4.7	4.7	4.7	4.8
116.7	117.2	117.7	118.2	118.6	119.1
5.0	5.0	5.0	5.0	5.0	5.0
122.5	123.0	123.4	123.9	124.4	124.8
5.1	5.2	5.2	5.2	5.2	5.3
128.1	128.6	129.0	129.5	129.9	130.4
5.5	5.5	5.5	5.5	5.5	5.6
133.6	134.1	134.5	135.0	135.4	135.9
5.7	5.8	5.8	5.8	5.9	5.9
139.1	139.6	140.1	140.7	141.2	141.7
6.1	6.2	6.3	6.4	6.5	6.6
145.3	145.9	146.6	147.2	147.8	148.5
7.1	7.2	7.3	7.4	7.4	7.5
152.9	153.5	154.1	154.7	155.3	155.9
8.1	8.0	8.0	8.0	7.9	7.9
160.0	160.5	160.9	161.4	161.8	162.3
7.7	7.6	7.5	7.4	7.3	7.2
165.5	165.8	166.0	166.3	166.5	166.8
6.5	6.4	6.4	6.3	6.3	6.2
168.6	168.7	168.9	169.0	169.1	169.2
5.9	5.9	5.9	5.9	5.9	5.8
170.1	170.2	170.2	170.3	170.3	170.4
5.8	5.8	5.8	5.8	5.8	5.8
170.8	—	—	—	—	—
5.8					

資料

統計調査報告書（文部科学省）の資料をもとに立花克彦，諏訪誠三が作成

■標準身長表　女児（2000年版）

年＼月	0	1	2	3	4	5
0	48.4	53.2	57.1	60.2	62.6	64.4
	2.1	2.2	2.4	2.3	3.0	3.3
1	73.1	74.4	75.4	76.5	77.7	78.4
	2.7	2.8	2.8	3.0	2.9	2.7
2	84.5	85.0	85.4	85.9	86.6	87.3
	2.8	2.9	3.0	3.1	3.2	3.3
3	92.1	92.7	93.4	94.1	94.6	95.2
	3.9	3.9	4.0	4.1	4.0	4.0
4	99.4	100.0	100.7	101.4	102.0	102.5
	4.2	4.3	4.5	4.6	4.5	4.4
5	106.2	106.7	107.1	107.6	108.1	108.6
	4.2	4.2	4.3	4.4	4.4	4.3
6	112.3	112.9	113.5	114.1	114.6	115.2
	4.4	4.5	4.6	4.6	4.7	4.8
7	118.8	119.2	119.7	120.2	120.7	121.2
	5.0	5.0	5.0	5.1	5.1	5.1
8	124.6	125.1	125.6	126.1	126.5	127.0
	5.4	5.4	5.4	5.5	5.5	5.5
9	130.5	131.0	131.5	132.0	132.5	133.0
	5.9	5.9	6.0	6.0	6.1	6.1
10	136.9	137.5	138.0	138.6	139.2	139.7
	6.5	6.5	6.6	6.6	6.7	6.7
11	143.7	144.3	144.8	145.4	146.0	146.5
	6.7	6.7	6.7	6.7	6.7	6.7
12	149.6	150.0	150.4	150.9	151.3	151.7
	6.3	6.2	6.2	6.1	6.1	6.0
13	153.6	153.9	154.1	154.4	154.6	154.9
	5.7	5.6	5.6	5.5	5.5	5.4
14	156.0	156.1	156.2	156.4	156.5	156.7
	5.4	5.4	5.3	5.3	5.3	5.3
15	157.1	157.1	157.1	157.2	157.2	157.3
	5.3	5.3	5.2	5.2	5.2	5.2
16	157.5	157.5	157.6	157.6	157.6	157.7
	5.2	5.2	5.2	5.2	5.2	5.2
17	157.9	157.9	158.0	158.0	158.0	158.1
	5.2	5.2	5.2	5.2	5.2	5.2

平成12年度乳幼児身体発育調査報告書（厚生労働省）および平成12年度学校保健

単位：cm，上段は平均，下段は標準偏差

6	7	8	9	10	11
66.2	67.4	68.8	70.2	71.2	72.0
2.7	2.5	2.5	2.5	2.5	2.5
79.4	80.6	81.4	82.1	83.1	83.9
2.8	2.7	2.6	2.8	3.2	3.0
88.0	88.6	89.3	90.0	90.7	91.4
3.4	3.4	3.5	3.6	3.7	3.8
95.7	96.2	96.8	97.3	98.0	98.7
3.9	3.8	3.8	3.7	3.9	4.0
103.1	103.7	104.2	104.8	105.3	105.7
4.3	4.1	4.0	3.9	4.0	4.1
109.1	109.6	110.1	110.6	111.2	111.8
4.3	4.3	4.2	4.2	4.3	4.3
115.8	116.3	116.8	117.3	117.8	118.3
4.9	4.9	4.9	4.9	5.0	5.0
121.7	122.2	122.7	123.2	123.6	124.1
5.1	5.2	5.2	5.2	5.3	5.3
127.5	128.0	128.5	129.0	129.5	130.0
5.6	5.6	5.7	5.7	5.8	5.8
133.5	134.1	134.6	135.2	135.8	136.3
6.2	6.2	6.3	6.3	6.4	6.4
140.3	140.9	141.4	142.0	142.6	143.1
6.8	6.8	6.8	6.8	6.8	6.7
147.1	147.5	147.9	148.4	148.8	149.2
6.7	6.6	6.5	6.5	6.4	6.4
152.1	152.4	152.6	152.9	153.1	153.4
5.9	5.9	5.8	5.8	5.8	5.7
155.1	155.2	155.4	155.5	155.7	155.8
5.4	5.4	5.4	5.4	5.4	5.4
156.8	156.8	156.9	156.9	157.0	157.0
5.3	5.3	5.3	5.3	5.3	5.3
157.3	157.3	157.4	157.4	157.4	157.5
5.2	5.2	5.2	5.2	5.2	5.2
157.7	157.7	157.8	157.8	157.8	157.9
5.2	5.2	5.2	5.2	5.2	5.2
158.1	—	—	—	—	—
5.3	—	—	—	—	—

統計調査報告書（文部科学省）の資料をもとに立花克彦，諏訪誠三が作成

資料

■ 標準体重表 男児（2000年版）

年＼月	0	1	2	3	4	5
0	3.0	4.3	5.5	6.4	7.1	7.7
	0.4	0.6	0.7	0.8	0.9	0.8
1	9.3	9.5	9.8	9.9	10.1	10.3
	0.9	0.9	1.0	1.0	1.0	1.1
2	11.6	11.8	12.0	12.1	12.3	12.5
	1.2	1.2	1.2	1.3	1.3	1.3
3	13.7	13.9	14.0	14.2	14.4	14.5
	1.5	1.6	1.6	1.7	1.7	1.7
4	15.6	15.8	15.9	16.1	16.3	16.4
	2.0	2.0	2.1	2.1	2.1	2.1
5	17.7	17.9	18.1	18.3	18.5	18.7
	2.5	2.6	2.8	2.9	2.9	2.9
6	20.3	20.6	20.8	21.1	21.3	21.6
	3.3	3.4	3.5	3.5	3.6	3.7
7	23.1	23.3	23.5	23.8	24.0	24.2
	4.1	4.2	4.2	4.3	4.3	4.4
8	26.1	26.3	26.6	26.9	27.2	27.4
	5.0	5.1	5.2	5.3	5.4	5.5
9	29.5	29.7	30.0	30.3	30.6	30.9
	6.2	6.3	6.4	6.5	6.6	6.7
10	33.2	33.5	33.8	34.1	34.5	34.8
	7.4	7.5	7.6	7.7	7.8	7.8
11	37.3	37.6	38.0	38.3	38.7	39.0
	8.5	8.6	8.7	8.8	8.9	9.0
12	42.4	42.9	43.4	43.9	44.4	44.9
	9.8	9.9	10.0	10.1	10.2	10.3
13	47.9	48.3	48.7	49.2	49.6	50.0
	10.4	10.4	10.5	10.5	10.5	10.5
14	52.9	53.3	53.7	54.2	54.6	55.0
	10.4	10.4	10.4	10.4	10.4	10.4
15	57.6	57.9	58.3	58.6	59.0	59.3
	10.6	10.6	10.7	10.7	10.7	10.8
16	60.5	60.6	60.7	60.8	61.0	61.1
	10.5	10.4	10.4	10.3	10.2	10.2
17	61.9	62.0	62.1	62.3	62.4	62.5
	10.2	10.2	10.3	10.3	10.3	10.3

平成12年度乳幼児身体発育調査報告書（厚生労働省）および平成12年度学校保健

単位：kg，上段は平均，下段は標準偏差

6	7	8	9	10	11
8.0	8.2	8.6	8.9	9.1	9.2
0.9	0.9	1.0	1.0	0.9	0.9
10.5	10.6	10.9	11.2	11.3	11.4
1.2	1.1	1.1	1.2	1.2	1.1
12.7	12.8	13.0	13.2	13.3	13.5
1.3	1.3	1.4	1.4	1.4	1.5
14.7	14.8	15.0	15.1	15.3	15.4
1.8	1.8	1.8	1.8	1.9	1.9
16.6	16.7	16.9	17.0	17.3	17.5
2.1	2.2	2.2	2.2	2.3	2.4
18.9	19.1	19.3	19.6	19.8	20.1
3.0	3.0	3.0	3.0	3.1	3.2
21.8	22.0	22.2	22.5	22.7	22.9
3.8	3.8	3.9	3.9	4.0	4.0
24.4	24.7	25.0	25.2	25.5	25.8
4.4	4.5	4.6	4.7	4.8	4.9
27.7	28.0	28.3	28.6	28.9	29.2
5.6	5.7	5.8	5.9	6.0	6.1
31.2	31.5	31.9	32.2	32.5	32.8
6.8	6.9	7.0	7.1	7.2	7.3
35.1	35.5	35.8	36.2	36.5	36.9
7.9	8.0	8.1	8.2	8.3	8.4
39.4	39.9	40.4	40.9	41.4	41.9
9.2	9.3	9.4	9.5	9.6	9.7
45.4	45.8	46.2	46.7	47.1	47.5
10.4	10.4	10.4	10.4	10.4	10.4
50.4	50.8	51.2	51.7	52.1	52.5
10.5	10.5	10.5	10.4	10.4	10.4
55.4	55.8	56.1	56.5	56.8	57.2
10.3	10.4	10.4	10.5	10.5	10.5
59.7	59.8	60.0	60.1	60.2	60.3
10.8	10.8	10.7	10.7	10.6	10.5
61.2	61.3	61.4	61.6	61.7	61.8
10.1	10.1	10.2	10.2	10.2	10.2
62.6	—	—	—	—	—
10.3					

統計調査報告書（文部科学省）の資料をもとに立花克彦，諏訪誠三が作成

資料

■標準体重表　女児（2000年版）

年＼月	0	1	2	3	4	5
0	3.0 0.4	4.1 0.5	5.2 0.6	6.0 0.7	6.6 0.8	7.0 0.8
1	8.7 1.0	9.0 0.9	9.2 0.9	9.3 1.0	9.5 0.9	9.7 1.0
2	11.0 1.1	11.2 1.2	11.4 1.2	11.6 1.3	11.8 1.3	12.0 1.4
3	13.1 1.6	13.3 1.6	13.4 1.6	13.6 1.7	13.8 1.7	13.9 1.7
4	15.2 2.0	15.4 2.1	15.6 2.2	15.8 2.4	15.9 2.3	16.1 2.2
5	17.4 2.3	17.6 2.4	17.8 2.5	18.0 2.6	18.1 2.6	18.2 2.6
6	19.6 3.0	19.9 3.1	20.2 3.2	20.4 3.3	20.7 3.4	21.0 3.5
7	22.6 3.9	22.8 3.9	23.0 4.0	23.2 4.1	23.4 4.1	23.6 4.2
8	25.4 4.7	25.7 4.8	25.9 4.9	26.2 5.0	26.5 5.1	26.7 5.2
9	28.9 5.8	29.2 5.9	29.5 6.0	29.8 6.1	30.1 6.2	30.4 6.3
10	32.8 7.0	33.2 7.1	33.5 7.1	33.9 7.2	34.2 7.3	34.6 7.4
11	37.5 7.9	37.9 8.0	38.4 8.1	38.8 8.1	39.2 8.2	39.7 8.3
12	42.6 8.5	43.0 8.5	43.4 8.5	43.8 8.5	44.2 8.6	44.6 8.6
13	46.7 8.4	46.9 8.4	47.2 8.4	47.5 8.3	47.8 8.3	48.0 8.3
14	49.5 8.1	49.7 8.1	49.9 8.0	50.1 8.0	50.3 8.0	50.5 8.0
15	51.4 8.1	51.5 8.1	51.6 8.2	51.8 8.2	51.9 8.2	52.0 8.2
16	52.6 8.0	52.6 8.0	52.7 8.0	52.8 7.9	52.9 7.9	52.9 7.8
17	53.1 7.9	53.1 7.9	53.1 7.9	53.1 7.9	53.1 7.9	53.1 7.9

平成12年度乳幼児身体発育調査報告書（厚生労働省）および平成12年度学校保健

単位：kg，上段は平均，下段は標準偏差

6	7	8	9	10	11
7.5	7.8	8.0	8.2	8.5	8.6
0.8	0.8	0.9	0.9	0.9	0.9
9.9	10.2	10.4	10.4	10.7	11.0
1.0	1.1	1.1	1.0	1.2	1.2
12.2	12.3	12.5	12.7	12.8	13.0
1.4	1.4	1.4	1.5	1.5	1.5
14.1	14.3	14.4	14.6	14.8	15.0
1.7	1.7	1.7	1.7	1.8	1.9
16.3	16.4	16.6	16.8	17.0	17.2
2.2	2.1	2.1	2.0	2.1	2.2
18.4	18.5	18.6	18.7	19.0	19.3
2.7	2.7	2.7	2.8	2.8	2.9
21.3	21.5	21.7	21.9	22.1	22.3
3.6	3.6	3.7	3.7	3.8	3.8
23.8	24.1	24.3	24.6	24.9	25.1
4.2	4.3	4.4	4.5	4.6	4.7
27.0	27.3	27.6	27.9	28.2	28.5
5.3	5.4	5.5	5.5	5.6	5.7
30.7	31.1	31.4	31.8	32.1	32.5
6.4	6.5	6.6	6.7	6.8	6.9
34.9	35.3	35.8	36.2	36.6	37.1
7.5	7.6	7.7	7.7	7.8	7.9
40.1	40.5	40.9	41.3	41.7	42.1
8.4	8.4	8.4	8.4	8.4	8.5
45.0	45.3	45.6	45.8	46.1	46.4
8.6	8.6	8.5	8.5	8.5	8.4
48.3	48.5	48.7	48.9	49.1	49.3
8.2	8.2	8.2	8.2	8.1	8.1
50.7	50.8	50.9	51.1	51.2	51.3
8.0	8.0	8.0	8.0	8.1	8.1
52.1	52.2	52.3	52.3	52.4	52.5
8.3	8.2	8.2	8.1	8.1	8.1
53.0	53.0	53.0	53.0	53.0	53.0
7.8	7.8	7.8	7.8	7.8	7.8
53.1	—	—	—	—	—
7.9	—	—	—	—	—

資料

統計調査報告書（文部科学省）の資料をもとに立花克彦，諏訪誠三が作成

項目名索引

和文

ア行

アスパラギン酸アミノトランス
　フェラーゼ……………………40
アラニンアミノトランス
　フェラーゼ……………………42
アルカリフォスファターゼ……46
アルドステロン………………132
アルブミン………………………36
アンチトロンビンⅢ……………28
インスリン……………………132
インスリン様成長因子-Ⅰ……114
HDL-コレステロール…………62
エストラジオール……………122
LDL-コレステロール…………62
黄体形成ホルモン……………110

カ行

活性化部分トロンボプラスチン
　時間……………………………24
カリウム…………………………74
カルシウム………………………76
γグルタミルトランスペプチダーゼ…48
グルタミルトランスペプチダーゼ…48
クレアチニン……………………54
クレアチンキナーゼ……………38
クロール…………………………72
血小板数…………………………20
血清鉄……………………………80
血清補体価………………………90
血糖………………………………66
抗核抗体………………………104
甲状腺刺激ホルモン…………126
抗利尿ホルモン………………118
コリンエステラーゼ……………50
コルチゾール…………………116
コレステロール…………………62

サ行

C反応性蛋白……………………88
シスタチンC……………………56
25-水酸化ビタミンD…………136
成長ホルモン…………………108
赤血球数…………………………10
総コレステロール………………62
総蛋白……………………………34
総ビリルビン……………………64
ソマトメジンC………………114

タ行

- D-Dダイマー……………………30
- テストステロン…………………120

ナ行

- ナトリウム………………………70
- 乳酸脱水素酵素…………………44
- 尿酸………………………………58
- 尿素窒素…………………………52
- 尿中生化学検査…………………60
- 尿中ヨード………………………84

ハ行

- 白血球数……………………………8
- フィブリノゲン…………………26
- フィブリン／フィブリノゲン
  分解産物………………………30
- フェリチン………………………82
- 副甲状腺ホルモン……………133
- 17-OHプロゲステロン………124
- プロトロンビン時間……………22
- 平均赤血球血色素濃度…………16
- 平均赤血球血色素量……………16
- 平均赤血球容積…………………16
- ヘマトクリット…………………14
- ヘモグロビン……………………12
- 補体第3成分……………………92
- 補体第4成分……………………93

マ行

- 無機リン…………………………78
- 免疫グロブリンA………………94
- 免疫グロブリンE…………96, 98
- 免疫グロブリンG……………100
- 免疫グロブリンM……………102

ヤ行

- 遊離サイロキシン……………130
- 遊離トリヨードサイロニン……128
- ヨウ素……………………………84

ラ行

- 卵胞刺激ホルモン……………110
- レニン・アルドステロン……135

欧文

17-OHP	122
25-(OH)D	136
ADH	118
ALB	36
ALP	46
ALT	42
APTT	24
AST	40
AT-Ⅲ	28
BUN	52
C3	92
C4	93
Ca	76
CH_{50}	90
ChE	50
CK	38
Cl	72
CPK	38
Cr	54
CRP	88
Cys C	56
D-Dダイマー	30
FDP	30
Fe	80
FER	82
Fib	26
free T_3	128
free T_4	130
FSH	110
F-T_3	128
F-T_4	130
GH	108
GOT	40
GPT	42
γ-GT	48
γ-GTP	48
Hb	12
HbA1C	68
HDL-C	62
Ht	14
IgA	94
IgE	96, 98
IGF-Ⅰ	114
IgG	100
IgM	102
IP	78
K	74
LDH	44
LDL-C	62
LH	110

MCH ··········· 16	T-Bil ··········· 64
MCHC ··········· 16	TC ··········· 62
MCV ··········· 16	TP ··········· 34
Na ··········· 70	TSH ··········· 126
PLT ··········· 20	UA ··········· 58
PT ··········· 22	WBC ··········· 8
PTH ··········· 133	γ-GT ··········· 48
RBC ··········· 10	γ-GTP ··········· 48
TARC ··········· 106	

小児の臨床検査基準値ポケットガイド 第2版

定価　本体2,000円（税別）

2014 年 7 月 25 日	発　行	
2017 年 3 月 31 日	第 2 刷発行	
2020 年 5 月 31 日	第 3 刷発行	
2021 年 10 月 15 日	第 4 刷発行	
2023 年 7 月 20 日	第 5 刷発行	

編　著　田中　敏章（たなか　としあき）

発行人　武田　信

発行所　株式会社じほう

101-8421　東京都千代田区神田猿楽町1-5-15（猿楽町SSビル）
振替　00190-0-900481
＜大阪支局＞
541-0044　大阪市中央区伏見町2-1-1（三井住友銀行高麗橋ビル）
お問い合わせ　https://www.jiho.co.jp/contact/

©2014　　　　　　　　　　　組版　（株）ビーコム　　印刷　日経印刷(株)
Printed in Japan

本書の複写にかかる複製，上映，譲渡，公衆送信（送信可能化を含む）の各権利は株式会社じほうが管理の委託を受けています。

JCOPY ＜出版者著作権管理機構　委託出版物＞
本書の無断複製は著作権法上での例外を除き禁じられています。
複製される場合は，そのつど事前に，出版者著作権管理機構（電話 03-5244-5088，FAX 03-5244-5089，e-mail：info@jcopy.or.jp）の許諾を得てください。

万一落丁，乱丁の場合は，お取替えいたします。
ISBN 978-4-8407-4593-2